I0416219

Infermiera

di Emergenza

La guida completa

SILVIA REALI

Indice dei contenuti

Capitolo 1: Introduzione alle emergenze   11

- Storia del dipartimento di emergenza   12

- Il ruolo e l'importanza dei dipartimenti   13
  di emergenza nel sistema sanitario

- La vita quotidiana di un'infermiera di   15
  emergenza: sfide e ricompense

Capitolo 2: L'ambiente di emergenza   19

- La sala di smistamento: la prima fase   20

- La sala trattamenti   23

Capitolo 3: Competenze cliniche   29
essenziali

- Valutazione rapida del paziente   30

- Tecniche di intervento   34

Capitolo 4: Patologie comuni e gestione   41

- Trauma   42

- Condizioni mediche acute   46

Capitolo 5: Comunicazione in situazioni   53
di emergenza

- Lavorare con il team medico   54

- Comunicare con i pazienti e le famiglie   57

Capitolo 6: Gestire lo stress ed evitare il burnout   63

- Capire le fonti di stress nel reparto di emergenza   64

- Tecniche di rilassamento e decompressione   66

- Supervisione e supporto tra colleghi   68

Capitolo 7: Etica e condotta   71

- I principi dell'etica medica   72

- Dilemmi comuni del pronto soccorso   74

Capitolo 8: Tecnologia nelle emergenze   79

- Strumenti diagnostici avanzati   80

- Telemedicina e servizi di emergenza   84

- Sistemi informativi e gestione dei pazienti   86

Capitolo 9: Questioni interculturali e diversità   89

- Comprendere e rispettare la diversità culturale   90

- Comunicazione interculturale: sfide e tecniche   92

- Le specificità dell'assistenza alle popolazioni vulnerabili   94

Capitolo 10: Gestione dei disastri e situazioni di emergenza   99

- Principi di base della medicina delle catastrofi   100

- Emergenze in situazioni di crisi: attacchi, disastri naturali...   101

- Preparazione e formazione specifiche per queste situazioni   103

Capitolo 11: Ricerca clinica nei dipartimenti di emergenza   105

- L'importanza della ricerca nell'ambiente di emergenza   106

- Partecipare a una sperimentazione clinica: ruoli e responsabilità   107

- Recenti progressi grazie alla ricerca sulle emergenze   109

Capitolo 12: Prevenzione ed educazione   113

- Il ruolo dell'infermiera nella   114

- Educare il pubblico sui pericoli comuni   115

- Lavorare con le comunità sulle iniziative di prevenzione   119

Capitolo 13: Benessere fisico ed ergonomia sul lavoro   121

- I rischi fisici del lavoro in un reparto di emergenza   122

- Consigli ergonomici per l'assistenza infermiera   123

- Mantenere una buona salute fisica a lungo termine   125

Capitolo 14: Aspetti legali e responsabilità   129

- Comprendere la responsabilità legale in qualità di infermiere   130

- Documentazione medica: importanza e buona pratica   132

- Gestione dei reclami e delle controversie   134

Capitolo 15: Formazione continua e sviluppo della carriera   137

- Formazione durante la carriera   138

- Prospettive di carriera   142

Capitolo 16: Storie e aneddoti dal campo   147

- Giorni indimenticabili: racconti di situazioni estreme   148

- Piccole vittorie: momenti di gioia e di riconoscimento   149

Capitolo 17: Conclusione: l'Infermiera, il pilastro del reparto di emergenza   153

- Le qualità essenziali di un'infermiera di emergenza   154

- Guardando al futuro: Le emergenze di domani   156

« *L'emergenza non è solo un reparto, è il luogo in cui il coraggio medico incontra l'umanità nella sua forma più pura, trasformando il caos in speranza.* »

Capitolo 1

INTRODUZIONE ALLE EMERGENZE

Storia del dipartimento di emergenza

Facciamo un passo indietro nel tempo, in un'epoca in cui il concetto di medicina d'urgenza non era ancora stato stabilito. La storia dei servizi di emergenza, come quella della medicina, è ricca, complessa e costellata di sviluppi che hanno plasmato la nostra attuale comprensione di un'assistenza medica rapida ed efficace.

All'inizio, non esisteva il dipartimento di emergenza come lo conosciamo oggi. Prima dell'avvento della medicina moderna, la maggior parte dell'assistenza medica veniva fornita a domicilio. I medici viaggiavano di casa in casa, curando i pazienti al capezzale, spesso in assenza di attrezzature specializzate o di conoscenze avanzate. Se una situazione richiedeva un intervento immediato, veniva gestita sul posto, spesso con risorse limitate.

Tuttavia, con la rivoluzione industriale e la crescente urbanizzazione del XIX e XX secolo, gli ospedali iniziarono a svolgere un ruolo centrale nell'erogazione delle cure. Gli infortuni legati ai macchinari, gli incidenti e i disturbi improvvisi richiedevano un luogo dedicato dove i pazienti potessero essere curati rapidamente. Così nacquero i primi servizi di emergenza. Inizialmente, questi servizi erano rudimentali, ma svolgevano una funzione vitale, diventando la prima linea della medicina ospedaliera.

Anche gli sviluppi delle tecniche mediche e della ricerca hanno influenzato la crescita e la sofisticazione del reparto di emergenza. I progressi nell'anestesia, nella chirurgia e nella radiologia hanno permesso interventi rapidi che prima erano impensabili. Allo stesso modo, l'avvento delle ambulanze e dei servizi pre-ospedalieri ha rivoluzionato l'assistenza ai pazienti, consentendo una cura immediata e un trasporto sicuro verso i centri medici.

Nel corso dei decenni, il reparto di emergenza è diventato sempre più professionale. L'infermiere è diventato una figura centrale, che unisce competenza tecnica, compassione e rapidità d'azione. La formazione specializzata sia per i medici che per gli infermieri è diventata la norma, e sono stati sviluppati protocolli per affrontare efficacemente una moltitudine di situazioni.

Oggi, i dipartimenti di emergenza di tutto il mondo sono bastioni della medicina d'urgenza, dove ogni secondo conta. Milioni di vite vengono salvate ogni anno grazie all'intervento rapido, esperto e coordinato dei team medici. Guardando indietro, possiamo apprezzare i progressi compiuti e riconoscere gli innumerevoli eroi anonimi che hanno contribuito all'evoluzione di questo servizio vitale.

La storia del Pronto Soccorso non è solo la storia di una specialità medica, ma la storia della nostra umanità di fronte alla fragilità della vita. Ci ricorda il nostro impegno costante nel preservare la vita, combattere le malattie e offrire speranza e guarigione a coloro che ne hanno più bisogno.

Il ruolo e l'importanza dei dipartimenti di emergenza nel sistema sanitario

Le emergenze mediche sono sempre esistite, ma è grazie ai progressi medici e tecnologici che il pronto soccorso è diventato un perno centrale del sistema sanitario. Occupando una posizione unica, è la porta d'ingresso per molti pazienti in difficoltà, diventando la prima linea di difesa contro malattie, lesioni o deterioramento della salute.

Dal momento in cui un paziente varca la porta del pronto soccorso, si mette in moto una macchina ben oliata. Il servizio deve rispondere rapidamente a un'ampia gamma di patologie, dalle lesioni minori alle situazioni di vita e di morte. In questo ambiente frenetico, il reparto di emergenza svolge una serie di ruoli essenziali:

- **Triage e valutazione iniziale:** questo è spesso il primo punto di contatto con il paziente. Gli operatori sanitari valutano la gravità della situazione e determinano la priorità del trattamento.
- **Stabilizzare i pazienti:** In situazioni critiche, il primo obiettivo è quello di stabilizzare il paziente, sia che si trovi in difficoltà respiratoria, che abbia un'emorragia o un'altra emergenza pericolosa per la vita.
- **Diagnosi e rinvio:** grazie ad attrezzature e competenze specializzate, i team di emergenza sono in grado di effettuare diagnosi rapide, consentendo di indirizzare i pazienti in modo appropriato, sia per il ricovero in ospedale, che per l'intervento chirurgico o altri servizi specializzati.
- **Ruolo di custode del sistema sanitario:** in molte regioni, in particolare quelle che non hanno accesso a un'assistenza primaria regolare, il pronto soccorso diventa di default il principale fornitore di cure per una popolazione eterogenea. Risponde non solo alle emergenze mediche, ma anche alle necessità non urgenti per le quali i pazienti spesso non sanno a chi rivolgersi.
- **Formazione e ricerca:** i dipartimenti di emergenza sono anche centri di formazione per medici, infermieri e altri operatori sanitari. Inoltre, essendo all'avanguardia nelle sfide mediche, svolgono un ruolo chiave nella ricerca clinica, alla costante ricerca di modi per migliorare le cure di emergenza.

Il pronto soccorso è quindi molto più di un luogo di assistenza medica. È un riflesso della società in tutta la sua diversità e complessità. Incarna l'urgenza, la speranza e la resilienza, svolgendo un ruolo indispensabile nel continuum dell'assistenza sanitaria.

Inoltre, la sua importanza va oltre le sue mura. I dipartimenti di emergenza influenzano la politica sanitaria, i bilanci degli ospedali e la pianificazione dell'assistenza su larga scala. Ogni decisione presa, ogni innovazione adottata in questo reparto ha ripercussioni sul resto del sistema sanitario.

I dipartimenti di emergenza ricordano costantemente che, di fronte all'incertezza e alla fragilità della vita, la risposta rapida, competente e attenta di un team dedicato può fare la differenza tra la vita e la morte. Questo è ciò che rende i dipartimenti di emergenza un pilastro vitale e rispettato del sistema sanitario moderno.

La vita quotidiana di un'infermiera di emergenza: sfide e ricompense

Quando suona la sirena di un'ambulanza o una porta si apre improvvisamente per far passare una barella, l'infermiera di emergenza è già in modalità azione, pronta ad affrontare l'imprevisto. Questa emozionante routine quotidiana è un mix di adrenalina, abilità, empatia e resilienza.

Sfide

- **Diversità dei casi:** A differenza di altre specialità, gli infermieri di emergenza devono essere preparati ad affrontare una gamma impressionante di patologie: dalle fratture agli attacchi cardiaci, dai parti inaspettati alle infezioni gravi. Questa diversità richiede una costante adattabilità e un regolare aggiornamento delle competenze.
- **Ritmo costante:** le giornate possono essere imprevedibili. Ci possono essere momenti di calma

seguiti da ore di intenso caos, dove ogni secondo conta.

- **Gestione emotiva:** di fronte al dolore, all'angoscia o addirittura alla morte, gli infermieri devono dimostrare una grande forza emotiva. Spesso sono il primo punto di contatto per i pazienti e le loro famiglie, offrendo conforto e rassicurazione anche nei momenti più bui.

- **Collaborazione interprofessionale:** i dipartimenti di emergenza sono luoghi in cui il coordinamento con altri professionisti della salute - medici, radiologi, chirurghi, eccetera - è essenziale. - è essenziale. Questa collaborazione deve essere fluida, anche nei momenti di stress.

- **Richieste fisiche:** stare in piedi per lunghe ore, muoversi rapidamente e maneggiare i pazienti richiedono una buona condizione fisica. Anche l'esposizione a malattie infettive può essere un rischio.

Premi

- **Impatto immediato:** gli infermieri dell'emergenza spesso vedono i risultati diretti del loro intervento, che si tratti di una stabilizzazione della respirazione, di un alleviamento del dolore o di una vita salvata.

- **Apprendimento costante:** La varietà dei casi offre un'opportunità di apprendimento senza pari, rendendo ogni giorno un'occasione per acquisire nuove competenze o conoscenze.

- **Un legame profondo con i pazienti:** Anche se il contatto può essere breve, l'intensità delle situazioni spesso crea legami profondi e significativi con i pazienti e le loro famiglie.

- **Spirito di squadra:** lavorare in un ambiente così dinamico crea forti legami con i colleghi. Il cameratismo e il sostegno reciproco sono spesso la chiave per superare le sfide più difficili.

- **Soddisfazione lavorativa:** nonostante le sfide, molti infermieri parlano del profondo senso di appagamento che traggono dalla consapevolezza di fare la differenza nella vita delle persone ogni giorno.

Il ruolo dell'infermiera di emergenza è tutt'altro che facile, eppure è uno dei più gratificanti nel campo medico. Bilanciando abilmente le sfide e le ricompense, questi professionisti della sanità incarnano lo spirito stesso della dedizione, della competenza e dell'umanità, rendendoli pilastri inestimabili nel mondo della medicina.

Capitolo 2

L'AMBIENTE DI EMERGENZA

La sala di smistamento

• Criteri di gravità

Nella frenesia dei dipartimenti di emergenza, il triage, ovvero l'atto di dare priorità ai pazienti in base alla gravità della loro condizione, è un passo cruciale. In questo modo si assicura che i pazienti che presentano i rischi più gravi vengano assistiti per primi. Per fare questo, gli infermieri del triage utilizzano criteri di gravità definiti con precisione. Questi criteri variano a seconda dei sintomi presentati, ma alcuni di essi sono universalmente riconosciuti come indicatori di una situazione potenzialmente pericolosa.

- **Segni vitali anormali:** valori al di fuori della norma per la pressione sanguigna, la frequenza cardiaca, la frequenza respiratoria, la temperatura o la saturazione di ossigeno possono indicare una condizione grave.
- **Distress respiratorio: una** respirazione superficiale, affannosa, rapida o affannosa è sempre motivo di preoccupazione. Anche l'incapacità di parlare con frasi complete può essere un indicatore.
- **Dolore al petto: il** dolore al petto, soprattutto se accompagnato da altri sintomi come sudorazione, nausea o mancanza di respiro, può suggerire un attacco cardiaco o un altro problema cardiaco grave.
- **Stato mentale alterato:** confusione improvvisa, disorientamento, vertigini, svenimenti o cambiamenti del livello di coscienza sono segnali preoccupanti.
- **Segni neurologici:** sintomi come debolezza improvvisa da un lato del corpo, linguaggio confuso, visione offuscata o forti mal di testa possono indicare un ictus o un'altra grave condizione neurologica.
- **Emorragia pesante:** Che sia interna o esterna, un'emorragia incontrollata può diventare rapidamente pericolosa per la vita.

- **Dolore addominale grave: un** dolore intenso o persistente può essere un segno di condizioni come l'appendicite, l'ostruzione intestinale o la rottura di un organo.
- **Reazioni allergiche gravi:** la rapida comparsa di sintomi come prurito, gonfiore, difficoltà respiratorie o shock in seguito all'esposizione a un allergene è un'emergenza medica.
- **Segni di infezione grave:** febbre alta associata a brividi, tachicardia, ipotensione o letargia possono indicare una sepsi o un'altra infezione grave.
- **Traumi: le** lesioni derivanti da incidenti, cadute o violenza, a seconda della loro posizione e gravità, possono richiedere un trattamento immediato.

Questi criteri sono solo la punta dell'iceberg. In realtà, la capacità di valutare la gravità si basa anche sull'esperienza clinica, sull'intuizione professionale e sulla formazione continua. Le capacità di valutazione di un infermiere di emergenza esperto sono un mix di scienza e arte e svolgono un ruolo inestimabile nel salvare vite umane.

• Comunicazione con i pazienti in attesa

I reparti di emergenza, con il loro ritmo frenetico e l'atmosfera affollata, possono essere una fonte di ansia per molti pazienti. L'attesa è spesso il momento peggiore per loro, pieno di incertezza, disagio e stress. In questo contesto, la comunicazione diventa uno strumento prezioso per calmare, informare e gestire le aspettative. Ecco come funziona per un'infermiera di emergenza.

- **Stabilire la fiducia fin dall'inizio:** durante la prima interazione, l'infermiera deve stabilire un clima di fiducia. Ciò comporta un ascolto attivo, un contatto visivo e gesti rassicuranti. Anche presentarsi e spiegare brevemente il proprio ruolo può aiutare a creare fiducia.

- **Spiegare il processo di triage:** molti pazienti non capiscono perché gli altri che arrivano dopo di loro vengono visitati per primi. Spiegare il concetto di triage basato sulla gravità del caso può aiutare a chiarire la situazione e a minimizzare la frustrazione.
- **Aggiornamenti regolari:** se un paziente ha una lunga attesa, è essenziale tenerlo informato della situazione. Un semplice "Non l'abbiamo dimenticato, ma al momento siamo sovraccarichi" può alleviare alcune preoccupazioni.
- **Sia chiaro e onesto:** se devono essere eseguiti esami o procedure, è fondamentale spiegare di cosa si tratta, perché sono necessari e quanto tempo richiederanno.
- **Ascoltare attivamente le preoccupazioni:** alcuni pazienti hanno esigenze o preoccupazioni specifiche durante l'attesa. Possono riguardare il dolore, l'ansia o problemi personali come la cura dei figli. Ascoltarli può aiutarli a trovare soluzioni o a offrire sostegno.
- **Utilizzare un linguaggio appropriato:** pur mantenendo la precisione medica, è essenziale esprimersi in modo semplice e comprensibile per il paziente. Eviti il gergo medico, ove possibile, e si assicuri che il paziente abbia compreso le informazioni.
- **Gestire le emozioni:** alcuni pazienti possono diventare agitati, ansiosi o addirittura arrabbiati. È essenziale affrontare queste situazioni con empatia, calma e professionalità, stabilendo al contempo dei limiti chiari.
- **Rassicurazione sulle cure:** anche durante l'attesa, i pazienti devono sapere che sono in buone mani e che il loro benessere è una priorità.
- **Incoraggiare il feedback:** chiedere ai pazienti come migliorare la comunicazione o il processo di attesa

può fornire informazioni preziose per ottimizzare il servizio.

Una comunicazione efficace ed empatica non solo riduce l'ansia dei pazienti, ma promuove anche una migliore collaborazione, minimizza le incomprensioni e crea fiducia negli operatori sanitari. Nel mondo dei reparti di emergenza, dove ogni momento può essere cruciale, una buona comunicazione con i pazienti in attesa è una risorsa inestimabile per garantire che l'assistenza sia fornita in modo fluido ed efficiente.

La sala trattamenti

• Attrezzature mediche di base
Il mondo medico del pronto soccorso è un mix di azioni rapide, diagnosi precise e procedure tecniche. Per svolgere questi compiti, gli infermieri si affidano a un'ampia gamma di apparecchiature mediche. Questi strumenti, essenziali per la cura del paziente, devono essere affidabili e rapidamente accessibili. Ecco una panoramica delle attrezzature mediche di base che si trovano tipicamente in un reparto di emergenza.

- **Monitor dei segni vitali:** questo dispositivo viene utilizzato per monitorare la pressione sanguigna, la frequenza cardiaca, la frequenza respiratoria, la temperatura e la saturazione di ossigeno del paziente, in modo continuo o ad hoc.
- **Il defibrillatore:** fondamentale per trattare l'arresto cardiaco, invia un impulso elettrico al cuore nel tentativo di ripristinare un ritmo cardiaco normale.
- **Il carrello di emergenza (o carrello di rianimazione):** contiene tutte le attrezzature necessarie per la rianimazione cardiopolmonare,

come farmaci, siringhe, tubi endotracheali e molti altri strumenti essenziali.

- **Aspiratore di muco:** utilizzato per rimuovere le secrezioni dalla bocca o dalle vie respiratorie, è essenziale durante le operazioni per liberare le vie respiratorie.
- **Pulsossimetro:** solitamente posizionato sul polpastrello, misura la saturazione di ossigeno nel sangue, fornendo una rapida indicazione della funzione polmonare del paziente.
- **Stetoscopio:** strumento emblematico del mondo medico, viene utilizzato per ascoltare i suoni interni del corpo, come i battiti cardiaci, i suoni respiratori o i rumori intestinali.
- **Misuratore di pressione sanguigna :** Utilizzato per misurare la pressione sanguigna, questo strumento è essenziale per valutare le condizioni emodinamiche del paziente.
- **Termometro clinico:** è disponibile in diversi modelli (auricolare, frontale e orale) ed è fondamentale per rilevare gli stati febbrili o ipotermici.
- **Kit di intubazione:** utilizzato per mantenere aperte le vie aeree, comprende lame di laringoscopio, tubi endotracheali e bracciali.
- **Siringhe e aghi: sono di** diverse dimensioni e vengono utilizzati per somministrare farmaci e vaccini o per prelevare campioni di sangue.
- **Set per infusione:** comprendono tutte le attrezzature necessarie per somministrare soluzioni o farmaci per via endovenosa.
- **Pompa per infusione:** utilizzata per somministrare farmaci o fluidi a una velocità precisa.
- **Materiale di sutura:** utilizzato per suturare le ferite, comprende aghi, fili e pinze.
- **Materiali di medicazione:** Include impacchi, bende, antisettici e altri elementi essenziali per proteggere e trattare le ferite.

- **Apparecchiature di immobilizzazione:** come le stecche o i collari cervicali, sono utilizzate per immobilizzare gli arti o la colonna vertebrale in caso di sospetta frattura o lesione.

Queste attrezzature, spesso posizionate in modo strategico per un uso ottimale, costituiscono la base dell'assistenza di emergenza. Gli infermieri devono avere una perfetta padronanza di queste attrezzature se vogliono intervenire in modo rapido ed efficace, spesso in situazioni in cui conta ogni secondo.

• Gestione delle camere e dei letti

La fluidità del pronto soccorso dipende in gran parte dalla gestione ottimale delle risorse spaziali. I reparti e i letti, in particolare, sono al centro di questa dinamica, in quanto rappresentano il luogo in cui i pazienti ricevono assistenza diretta. Una cattiva gestione può causare ritardi, frustrazione e persino rischi per la sicurezza dei pazienti. Diamo un'occhiata a questo aspetto spesso sottovalutato ma essenziale dell'assistenza d'emergenza.

- **L'importanza di un sistema di triage efficace:** prima ancora di considerare la gestione dei reparti e dei letti, è fondamentale effettuare un triage corretto dei pazienti al loro arrivo. Un sistema di triage efficace assicura che i letti e i reparti siano assegnati in base alla priorità medica, non all'ordine di arrivo.
- **Rotazione dei letti: una** pulizia e disinfezione rapida e accurata dei letti tra un paziente e l'altro è essenziale per prevenire la diffusione delle infezioni. Ciò richiede uno stretto coordinamento tra il team di cura e il team di pulizia.
- **Gestione della capacità:** nelle situazioni in cui si verifica un afflusso massiccio di pazienti, come durante i disastri o le epidemie, i reparti di emergenza

possono diventare rapidamente sovraccarichi. Avere un piano per aumentare la capacità dei letti, anche temporaneamente, può essere fondamentale. Ciò potrebbe includere l'utilizzo di aree non tradizionali per l'assistenza o il trasferimento dei pazienti in altri reparti o ospedali.

- **Gestione dei letti specialistici:** alcuni letti e reparti sono specificamente attrezzati per particolari tipi di assistenza, come ad esempio la traumatologia o la cardiologia. La corretta allocazione di queste risorse è fondamentale per garantire che i pazienti ricevano l'assistenza giusta.

- **Comunicazione interdipartimentale:** i reparti di emergenza non sono isolati. Lavorare a stretto contatto con altri reparti, come la radiologia, la chirurgia o la terapia intensiva, può rendere più facile lo spostamento dei pazienti all'interno dell'ospedale.

- **Gestione dei tempi di attesa:** Sebbene si faccia il possibile per ridurre al minimo i tempi di attesa, a volte i pazienti devono aspettare un posto letto. In queste situazioni, una comunicazione chiara ed empatica è essenziale per gestire le aspettative e rassicurare i pazienti.

- **Tecnologie di monitoraggio in tempo reale:** molti ospedali moderni utilizzano sistemi di monitoraggio in tempo reale per visualizzare la disponibilità dei letti, facilitando il processo decisionale e il coordinamento.

- **Protocolli per i pazienti in lunga attesa:** Nelle situazioni in cui i pazienti devono attendere a lungo per un posto letto in un'unità specialistica, sono necessari protocolli chiari per garantire che ricevano un'assistenza adeguata durante l'attesa.

- **Formazione e addestramento del personale:** il personale deve ricevere una formazione regolare sulle migliori pratiche di gestione dei letti e dei reparti, oltre che sui protocolli ospedalieri specifici.

- **Feedback e miglioramento continuo:** il feedback degli operatori sanitari, dei pazienti e delle loro famiglie è essenziale per identificare le aree di miglioramento e adattare le strategie di gestione.

La gestione efficiente dei pronto soccorso e dei letti è un balletto logistico che richiede un coordinamento, una comunicazione e una preparazione eccezionali. Se ben gestita, consente un flusso ottimale di pazienti, un uso efficiente delle risorse e un'assistenza rapida ed efficace, garantendo il miglior risultato per ogni paziente.

Capitolo 3

COMPETENZE CLINICHE ESSENZIALI

Valutazione rapida del paziente

- 3.1.1 ABCDE della valutazione

L'approccio ABCDE è uno strumento di triage e di valutazione sistematica utilizzato dagli operatori sanitari, in particolare nei reparti di emergenza, per valutare e trattare i pazienti in un ordine che dà priorità alle minacce immediate alla vita. Questo metodo assicura che nessuna fase vitale venga omessa nella valutazione iniziale e nella gestione del paziente. Diamo un'occhiata più da vicino a ciascuna di queste fasi:

- A - Vie aeree
  - **Valutazione**: si assicuri che le vie aeree siano libere e che non ci siano ostruzioni che impediscano il flusso d'aria.
  - **Intervento**: se le vie aeree non sono protette o sono ostruite (da sangue, vomito, trauma, ecc.), potrebbe essere necessario un intervento immediato, come l'intubazione o il posizionamento del paziente in una posizione sicura.
- B - Respirazione
  - **Valutazione**: osservare la frequenza e la profondità della respirazione, ascoltare i suoni del respiro e valutare la simmetria dell'espansione toracica.
  - **Intervento**: in caso di distress respiratorio, il paziente può richiedere ossigenoterapia, ventilazione assistita o altri interventi per stabilizzare la respirazione.
- C - Traffico
  - **Valutazione**: controllare il polso, la pressione sanguigna, il colore della pelle e la temperatura. Cercare segni di shock o emorragia.

- **Intervento**: in caso di problemi circolatori, possono essere necessari interventi come la somministrazione di liquidi, la rianimazione cardiopolmonare (RCP) o farmaci.
- D - Deficit neurologico (disabilità)
  - **Valutazione**: valutare rapidamente lo stato neurologico utilizzando la Scala di Glasgow o altri strumenti per misurare il livello di coscienza. Controllare la reattività pupillare, le capacità motorie e le sensazioni.
  - **Intervento**: a seconda dei risultati, l'azione può includere la stabilizzazione della colonna vertebrale, la somministrazione di farmaci o altre cure specialistiche.
- E - Esposizione/Ambiente
  - **Valutazione**: esaminare tutto il corpo, togliendo gli indumenti se necessario per cercare lesioni nascoste, preservando la dignità del paziente e proteggendolo dall'ipotermia.
  - **Intervento**: trattare le ferite rilevate, coprire il paziente per mantenere una temperatura corporea stabile e proteggerlo da altri stress ambientali.

Dopo aver completato la valutazione ABCDE, è fondamentale rivalutare regolarmente il paziente, soprattutto se le sue condizioni cambiano. Questa metodologia è la pietra miliare della valutazione iniziale dei pazienti in un ambiente di emergenza, garantendo una gestione strutturata e coerente e riducendo il rischio di perdere situazioni di pericolo di vita.

• Interpretazione dei segni vitali

I segni vitali sono misure oggettive delle funzioni corporee di base e svolgono un ruolo essenziale nella valutazione dello stato fisiologico di un individuo. Nel contesto dell'emergenza, la loro interpretazione rapida e corretta può spesso guidare l'intervento iniziale e fornire indizi cruciali sullo stato di salute del paziente. Ecco un'esplorazione dettagliata di questi segni e della loro interpretazione:

- Temperatura corporea
    - *Normale*: mediamente intorno a 37°C, ma può variare tra 36,1°C e 37,2°C.
    - *Interpretazione*: una temperatura elevata (febbre) può indicare un'infezione, un'infiammazione o altre condizioni mediche. Una temperatura corporea bassa (ipotermia) può derivare dall'esposizione al freddo, da alcune malattie o dall'ipotiroidismo.
- Polso o frequenza cardiaca
    - *Normale*: 60-100 battiti al minuto (bpm) per un adulto a riposo.
    - *Interpretazione*: una frequenza cardiaca elevata (tachicardia) può essere causata da febbre, anemia, disidratazione o altre condizioni. Una frequenza cardiaca bassa (bradicardia) può essere dovuta a ipotermia, farmaci o problemi cardiaci.
- Tasso respiratorio
    - *Normale*: 12-20 respiri al minuto per un adulto a riposo.
    - *Interpretazione:* una frequenza respiratoria rapida (tachipnea) può essere dovuta a febbre, ansia, anemia o malattia polmonare. Una respirazione lenta (bradipnea) può essere causata da farmaci, danni cerebrali o altre condizioni.
- Pressione sanguigna
    - *Normale*: sistolica 90-120 mmHg, diastolica 60-80 mmHg per un adulto.

- *Interpretazione*: la pressione alta (ipertensione) è un fattore di rischio per molte malattie cardiovascolari. La pressione bassa (ipotensione) può indicare disidratazione, perdita di sangue o altre condizioni mediche gravi.
- Saturazione di ossigeno (SpO2)
  - *Normale*: 95-100%.
  - *Interpretazione*: una SpO2 inferiore al 95% può indicare un'ipossiemia, il che significa che i livelli di ossigeno nel sangue sono insufficienti. Ciò può essere dovuto a problemi polmonari o cardiaci o a una grave anemia.
- Il dolore
  - Anche se tecnicamente non è un 'segno vitale' nel senso tradizionale, la valutazione del dolore è spesso inclusa come quinto segno vitale.
  - *Interpretazione*: la scala del dolore, che generalmente va da 0 (nessun dolore) a 10 (il peggior dolore immaginabile), aiuta i medici a valutare l'intensità del dolore di un paziente, a capire la causa potenziale e a decidere quali interventi sono necessari.

Quando si interpretano i segni vitali, è essenziale prendere in considerazione il contesto generale del paziente, tra cui l'età, il sesso, l'anamnesi e altri sintomi presenti. Lievi variazioni possono essere normali per alcuni individui, mentre deviazioni più grandi o improvvise richiedono spesso l'attenzione e l'intervento del medico.

Tecniche di intervento

• Posizionamento delle linee venose

L'inserimento di una linea venosa periferica, comunemente nota come "catetere endovenoso" o "linea di perfusione", è una procedura comune in ambito medico, in particolare nei reparti di emergenza. Viene utilizzata per somministrare farmaci e liquidi e per prelevare campioni di sangue. Ecco una panoramica dettagliata della procedura:

- Preparazione
    - **Scelta dell'apparecchiatura**: selezione del catetere in base all'uso previsto (somministrazione di farmaci, soluzioni, campioni) e alle dimensioni delle vene del paziente.
    - **Preparare il paziente**: informare il paziente della procedura, rassicurarlo e ottenere il suo consenso. Posizionare il braccio in modo appropriato.
    - **Igiene**: si lavi le mani e indossi guanti sterili.
- Selezione del sito di inserimento
    - I siti comuni includono le vene sul dorso della mano, l'avambraccio e la piega del gomito.
    - La scelta dipende dalle dimensioni e dalle condizioni delle vene e dal comfort del paziente. Evitare i siti vicini alle articolazioni, se possibile, per ridurre la mobilità del catetere.
- Disinfezione
    - Utilizzi un impacco imbevuto di antisettico per disinfettare il sito di inserimento, con movimenti circolari dall'interno verso l'esterno.
- Inserimento del catetere
    - Stringere la pelle per stabilizzare la vena.

- Inserire l'ago seguendo il percorso della vena, con l'angolo appropriato (di solito tra 10° e 30°).
- Quando si osserva un ritorno venoso nella camera del catetere, spostarsi leggermente in avanti, quindi inserire il catetere ritirando l'ago.
- Montaggio e utilizzo
  - Fissi saldamente il catetere alla pelle con un nastro adesivo o con dispositivi speciali per evitare che si muova.
  - Posizionare una compressa sterile sul punto di inserimento. Quindi collegare il sistema di infusione o il tappo di infusione.
  - Iniziare a somministrare i farmaci o i liquidi come prescritto.
- Manutenzione e sorveglianza
  - Controlli regolarmente il sito di inserimento per verificare la presenza di segni di infezione, infiammazione, ematoma o infiltrazione.
  - Si assicuri che la velocità di infusione sia corretta e che il paziente non mostri segni di disagio o complicazioni.
- Ritiro
  - Interrompere l'infusione.
  - Ritirare delicatamente il catetere in direzione della vena, applicando una leggera pressione con una compressa per evitare il sanguinamento.
  - Osservare e valutare il sito di inserimento. Se tutto sembra normale, fissi la compressa con del nastro adesivo.

L'inserimento di una linea venosa richiede una tecnica abile e un approccio attento per ridurre al minimo il rischio di complicazioni e garantire il comfort del paziente.

• Intubazione e ventilazione

L'intubazione endotracheale è una procedura medica che prevede l'inserimento di un tubo nella trachea per consentire la ventilazione meccanica dei polmoni. Questa procedura può essere fondamentale nelle situazioni in cui il paziente non è in grado di mantenere una via aerea o una ventilazione adeguata da solo. Ecco una panoramica dettagliata della procedura e di ciò che accade successivamente:

- Indicazioni per l'intubazione
  - Insufficienza respiratoria acuta.
  - Protezione delle vie respiratorie (ad esempio, in caso di trauma o avvelenamento).
  - Interventi chirurgici che richiedono l'anestesia generale.
  - Arresto cardiorespiratorio.
- Preparazione
  - **Scelta dell'attrezzatura**: preparare il laringoscopio di dimensioni adeguate, l'endoscopio e il tubo endotracheale.
  - **Farmaci**: Possono essere necessari agenti sedativi e paralizzanti per facilitare l'intubazione.
  - **Posizione del paziente** : Posizione di fiuto, con estensione del collo e flessione della testa.
- Procedura di intubazione
  - Aprire la bocca del paziente e inserire con attenzione   il laringoscopio.
  - Esponga le corde vocali sollevando delicatamente l'epiglottide con la lama del laringoscopio.
  - Inserire il tubo endotracheale attraverso le corde vocali nella trachea.
  - Rimuova il laringoscopio tenendo il tubo in posizione.

- Conferma della posizione del tubo
  - Osservare l'elevazione simmetrica di entrambi gli emitoraci durante la ventilazione.
  - Ascolti i suoni respiratori su entrambi i lati del torace.
  - Utilizzare un capnografo per rilevare la CO_2 espirata, confermando che il tubo è in posizione.
  - Può essere eseguita anche u n a radiografia del torace per confermare la posizione.
- Fissaggio del tubo e ventilazione
  - Fissare saldamente il tubo alla bocca del paziente per evitare uno spostamento accidentale.
  - Collegare il tubo a un ventilatore meccanico o a una sacca autogonfiante per la ventilazione.
- Monitoraggio post-intubazione
  - Monitorare regolarmente i segni vitali del paziente, la saturazione di ossigeno e la posizione del tubo.
  - Valutare il comfort e la sedazione del paziente e regolare il farmaco, se necessario.
- Estubazione
  - Una volta risolte le cause sottostanti all'intubazione, il paziente può essere estubato.
  - Assicurarsi che il paziente sia sufficientemente sveglio, risponda ai comandi, abbia un buon riflesso della tosse e sia stabile dal punto di vista respiratorio.
  - Rimuovere rapidamente il tubo, chiedendo al paziente di tossire per espellere il muco o i detriti.

La padronanza della tecnica di intubazione richiede una formazione e una pratica approfondite, poiché la procedura presenta dei rischi. Bisogna prestare particolare attenzione alla preparazione, all'esecuzione sicura dell'intubazione e al monitoraggio attento del paziente intubato.

• RCP e defibrillazione

La rianimazione cardiopolmonare (RCP) e la defibrillazione sono interventi vitali in caso di arresto cardiaco improvviso. Queste procedure possono aumentare significativamente le possibilità di sopravvivenza e di recupero del paziente senza sequele neurologiche.

- Riconoscimento dell'arresto cardiaco
  - Mancanza di risposta alla stimolazione.
  - Assenza di respirazione o respirazione anomala (come rantoli).
  - Non c'è polso.
- Inizio immediato della RCP
  - **Posizione del paziente**: Stenda il paziente sulla schiena su una superficie dura.
  - **Compressione toracica**: metta le mani l'una sull'altra al centro del torace ed esegua compressioni profonde (almeno 5 cm) a una velocità di almeno 100-120 al minuto.
  - **Ventilazione**: dopo 30 compressioni, somministrare 2 respiri mantenendo le vie aeree aperte, utilizzando la rianimazione bocca a bocca o un dispositivo a barriera.
- Utilizzo di un defibrillatore automatico esterno (DAE)
  - Accendere il DAE non appena è disponibile.
  - Segua le istruzioni vocali o visive del dispositivo.
  - Posizionare gli elettrodi come mostrato (uno sotto la clavicola destra e l'altro sul lato sinistro inferiore del torace).
  - Si assicuri che nessuno tocchi il paziente mentre il DAE sta valutando il ritmo cardiaco.

- Se si raccomanda una scossa, verifichi nuovamente che nessuno tocchi il paziente, quindi prema il pulsante della scossa.
- Continuazione della RCP
    - Riprendere la RCP subito dopo la defibrillazione.
    - Alternare le compressioni toraciche e la ventilazione (rapporto 30:2).
    - Se è da solo, esegua la RCP per circa 2 minuti prima di controllare nuovamente il ritmo con il DAE.
    - Se sono presenti più soccorritori, cambi i ruoli ogni 2 minuti per evitare l'affaticamento.
- Post-rianimazione
    - Se il paziente mostra segni di ritorno alla circolazione spontanea (come movimento, tosse, respiro), interrompere la RCP e valutare la respirazione e il polso.
    - Se il paziente respira normalmente, lo metta in posizione laterale di sicurezza.
    - Monitorare continuamente il paziente in attesa di un aiuto avanzato.
- Assistenza avanzata
    - Quando è disponibile un' assistenza medica avanzata, possono essere necessari farmaci, intubazione e altri interventi.
    - Il paziente potrebbe richiedere una terapia intensiva e ulteriori indagini per determinare la causa dell'arresto cardiaco.

Una risposta rapida è essenziale in caso di arresto cardiaco. Ogni minuto senza RCP e defibrillazione riduce significativamente le possibilità di sopravvivenza del paziente. La formazione regolare e gli scenari di emergenza simulati sono essenziali per mantenere le competenze in materia di RCP e defibrillazione.

Capitolo 4

PATOLOGIE COMUNI E CURA

Trauma

• Politrauma

Il politrauma si riferisce a lesioni gravi che colpiscono contemporaneamente diverse regioni o sistemi del corpo umano. Queste situazioni di emergenza medica richiedono una valutazione, una definizione delle priorità e un intervento rapidi per ottimizzare le possibilità di sopravvivenza e di recupero del paziente. Ecco una panoramica dettagliata sulla gestione del politrauma:

- Valutazione iniziale
    - **ABCDE**: questa valutazione si concentra sulla protezione delle vie aeree (Airway), sulla respirazione (Breathing), sulla circolazione (Circulation), sul deficit neurologico (Disability) e sull'esposizione/ambiente (Exposure/Environment).
    - **Stabilizzazione**: la stabilizzazione immediata delle funzioni vitali è essenziale prima di un'ulteriore valutazione.
- Valutazione secondaria
    - **Esame completo**: questa fase consiste in un esame dalla testa ai piedi per identificare eventuali lesioni.
    - **Imaging**: per una valutazione più accurata possono essere necessarie radiografie, TAC o ecografia.
- Gestione delle vie aeree e della respirazione
    - Potrebbe essere necessaria l' intubazione per proteggere le vie aeree o garantire una ventilazione adeguata.
    - I traumi toracici, come il pneumotorace o l'emopneumotorace, possono richiedere la toracostomia o il posizionamento di un tubo toracico.

- Gestione del traffico
  - Controllare l'emorragia esterna con compressioni, medicazioni o lacci emostatici.
  - L'emorragia interna può richiedere un intervento chirurgico o radiologico per la stabilizzazione.
- Valutazione e gestione neurologica
  - Monitoraggio e stabilizzazione della funzione neurologica, valutazione del livello di coscienza.
  - Prevenzione delle lesioni secondarie dovute a edema cerebrale o ipossia.
- Gestione delle fratture
  - Immobilizzazione delle fratture per prevenire ulteriori danni e alleviare il dolore.
  - Alcune fratture possono richiedere un intervento chirurgico per essere fissate.
- Altri interventi specifici
  - La gestione di altre lesioni, come il trauma addominale o pelvico, le ustioni o il trauma termico, dipende dalla natura e dalla gravità di ciascuna lesione.
- Monitoraggio post-trauma
  - I pazienti con politrauma richiedono uno stretto monitoraggio in un'unità di terapia intensiva o di traumatologia.
  - La gestione del dolore, il monitoraggio dei segni vitali, la prevenzione delle complicanze e la rivalutazione regolare sono essenziali.
- Ristrutturazione
  - Una volta stabilizzati, i pazienti hanno spesso bisogno di riabilitazione fisica e occupazionale o di altre terapie per recuperare completamente o adattarsi alle nuove limitazioni.
- Supporto psicosociale
- Tenere conto dell'impatto psicologico di un politrauma è fondamentale. I pazienti possono avere

bisogno di assistenza o supporto psicologico per affrontare i postumi emotivi.

La gestione del politrauma richiede un approccio multidisciplinare, che combina competenze cliniche, reattività e coordinamento tra diversi specialisti per garantire la migliore assistenza possibile.

• Trauma cranio-cerebrale

Il trauma cranio-cerebrale (TCC) si riferisce a una lesione al cervello derivante da un trauma esterno, sia esso un impatto diretto con la testa o una forza di taglio a seguito di una scossa rapida. Si va dalla commozione cerebrale lieve alle lesioni cerebrali gravi e possono avere conseguenze per tutta la vita. Comprendere la gravità, la valutazione e la gestione è essenziale per qualsiasi professionista sanitario, in particolare in un ambiente di emergenza.

- Eziologia e meccanismo
  - **Cause comuni**: Incidenti stradali, cadute, atti di violenza, incidenti sportivi.
  - **Meccanismi**: contusione diretta, colpo e controcolpo, lesioni da taglio (diffusione assonale).
- Classificazione
  - **Lieve**: nota anche come commozione cerebrale. Spesso non c'è perdita di coscienza o c'è una breve perdita di coscienza.
  - **Moderato**: Perdita di coscienza da alcuni minuti a qualche ora, confusione possibile per diversi giorni o settimane.
  - **Grave**: perdita di coscienza prolungata o amnesia, alto rischio di complicazioni.
- Sintomi e segni clinici
  - Mal di testa, vertigini, nausea.

- Visione compromessa, sensibilità alla luce o al rumore.
- Difficoltà di concentrazione o di memoria.
- Cambiamenti di umore o di comportamento.
- Valutazione e diagnostica
  - **Valutazione iniziale ABCDE**: come per tutti i pazienti traumatizzati, la stabilizzazione iniziale è essenziale.
  - **Scala del coma di Glasgow (GCS)**: uno strumento standard per valutare il livello di coscienza.
  - **Imaging**: scansione cerebrale per identificare emorragie, fratture o altre lesioni.
- Trattamento iniziale
  - Stabilizzazione delle vie respiratorie, della respirazione e della circolazione.
  - Immobilizzazione cervicale nei casi di sospetta lesione del rachide cervicale.
  - Riduzione dell'edema cerebrale con farmaci come i mannitoli.
  - Stretto monitoraggio neurologico.
- Possibili complicazioni
  - Ematomi intracranici: epidurali, subdurali, intraparenchimali.
  - Edema cerebrale.
  - Infezioni se il cranio è aperto o fratturato.
  - Convulsioni.
- Riabilitazione e monitoraggio
  - Valutazione neurologica in corso.
  - Fisioterapia, logopedia e terapia occupazionale.
  - Consulenza o terapia per disturbi emotivi o comportamentali.
  - Educazione del paziente e della famiglia sui segni di complicazioni o deterioramento.
- Prevenzione
  - Indossare il casco quando si praticano sport o attività ad alto rischio.

- Misure di sicurezza stradale.
- Prevenire le cadute, soprattutto tra gli anziani.

La gestione della TBI richiede una profonda vigilanza e competenza clinica. Mentre molti si riprendono completamente da una commozione cerebrale lieve, la TBI grave può avere ripercussioni a lungo termine e richiede una gestione multidisciplinare per ottimizzare il recupero.

Condizioni mediche acute

· Infarto miocardico

Un infarto del miocardio, comunemente noto come attacco cardiaco, deriva da un'interruzione dell'apporto di sangue a una parte del muscolo cardiaco, con conseguente ischemia e necrosi dei tessuti. Questa condizione medica acuta è una delle principali cause di morbilità e mortalità in tutto il mondo. Un trattamento rapido e una diagnosi accurata sono essenziali per ottimizzare i risultati del paziente.

- Eziologia e fisiopatologia
  - **Cause comuni**: Occlusione di un'arteria coronarica da parte di un coagulo, spesso in seguito alla rottura di una placca aterosclerotica.
  - **Ischemia e necrosi**: la perdita dell'apporto di ossigeno provoca il danno cellulare e poi la morte delle cellule del miocardio.
- Presentazione clinica
  - Dolore al petto, spesso descritto come pressione o schiacciamento.
  - Il dolore si irradia al braccio sinistro, alla mascella, alla schiena o alla spalla.
  - Respiro affannoso, sudorazione, nausea, vertigini.

- Diagnosi
  - **Elettrocardiogramma (ECG)**: rivela anomalie specifiche dell'ischemia o dell'infarto.
  - **Esami del sangue**: aumento degli enzimi cardiaci come la troponina.
  - **Altre indagini**: ecocardiografia, angiografia coronarica.
- Assistenza iniziale
  - **Trattamento farmacologico**: Aspirina, nitrati, beta-bloccanti, anticoagulanti.
  - **Riperfusione**: trombolisi o angioplastica primaria per ripristinare il flusso sanguigno.
- Gestione a lungo termine
  - Farmaci : Statine, ACE-inibitori, agenti antiaggreganti.
  - Modifiche dello stile di vita: dieta equilibrata, smettere di fumare, esercizio fisico.
  - Riabilitazione cardiaca: programma supervisionato per migliorare la capacità cardiorespiratoria e ridurre i fattori di rischio.
- Complicazioni
  - Insufficienza cardiaca: incapacità del cuore di pompare in modo efficiente.
  - Aritmie: ritmi cardiaci anomali, che possono essere fatali.
  - Rottura cardiaca: rottura del muscolo cardiaco o della parete.
- Prevenzione
  - Controllo dei fattori di rischio: ipertensione, ipercolesterolemia, diabete.
  - Educazione pubblica: riconoscere i sintomi e intervenire rapidamente.
- Supporto emotivo e psicosociale
  - Supporto per affrontare l'ansia, la depressione o lo stress post-traumatico che possono verificarsi dopo un attacco cardiaco.

- Consigli per i pazienti e le famiglie sul ritorno a una vita normale, compresa la ripresa dell'attività fisica e delle relazioni intime.

L'infarto miocardico è un'emergenza medica che richiede un intervento rapido ed efficace. La prevenzione, la diagnosi precoce e la gestione completa sono essenziali per migliorare la qualità di vita dei pazienti e ridurre il rischio di complicazioni future.

• AVC

L'ictus, comunemente noto come incidente cerebrovascolare, si verifica quando l'apporto di sangue a una parte del cervello viene interrotto, causando un'ischemia delle cellule nervose che può portare a una rapida perdita delle funzioni cerebrali. L'ictus è un'emergenza medica e un trattamento tempestivo può ridurre significativamente il danno cerebrale e le complicazioni.

- Eziologia e fisiopatologia
    - **Ictus ischemico**: causato dall'occlusione di un'arteria cerebrale. È il tipo più comune.
    - **Ictus emorragico**: deriva dalla rottura di un vaso sanguigno nel cervello.
    - **Fattori di rischio**: ipertensione, fumo, aterosclerosi, fibrillazione atriale.
- Presentazione clinica
    - Debolezza o paralisi su un lato del corpo.
    - Difficoltà a parlare o a capire.
    - Visione compromessa.
    - Perdita di equilibrio o di coordinazione.
    - Mal di testa improvviso e intenso.
- Diagnosi
    - **Valutazione iniziale**: FAST (Face, Arm, Speech, Time) per una valutazione rapida.

- **Imaging**: tomografia computerizzata (TC) o risonanza magnetica del cervello.
- **Altre indagini**: ECG, ecografia carotidea.
- Trattamento iniziale
  - **Per l'ictus ischemico**: trombolisi, anticoagulanti.
  - **Per l'ictus emorragico**: controllo della pressione arteriosa, eventuale intervento chirurgico per alleviare la pressione intracranica.
- Riabilitazione e recupero
  - Fisioterapia per migliorare la mobilità e la forza.
  - Terapia occupazionale per recuperare l'indipendenza nelle attività quotidiane.
  - Logopedia per i disturbi del linguaggio.
- Complicazioni
  - Atrofia muscolare.
  - Problemi di deglutizione.
  - Depressione post-ictus.
- Prevenzione secondaria
  - Controllo dei fattori di rischio: farmaci antipertensivi, statine.
  - Interventi chirurgici: come l'endarterectomia carotidea per alcune stenosi.
  - Educazione del paziente: dieta, esercizio fisico, smettere di fumare.
- Supporto psicologico
  - Aiutare i pazienti e le loro famiglie ad adattarsi ai cambiamenti della vita.
  - Gruppi di sostegno per pazienti e assistenti.
- Tornare alla vita di tutti i giorni
  - Consigli sulla ripresa della guida, del lavoro e delle attività sociali.
  - Sensibilizzare sull'importanza della sorveglianza medica continua.

L'ictus è una condizione che può influenzare profondamente la vita dei pazienti e delle loro famiglie. Un trattamento precoce, una riabilitazione completa e un'assistenza continua possono aiutare a massimizzare il recupero e a migliorare la qualità della vita dopo un ictus. La prevenzione è fondamentale, ed è essenziale sensibilizzare l'opinione pubblica sui segnali di allarme e sull'importanza di cercare aiuto rapidamente se si presentano i sintomi.

• Attacchi di asma

L'asma è una malattia cronica delle vie respiratorie caratterizzata dall'infiammazione e dalla costrizione dei bronchi, con conseguenti episodi ricorrenti di dispnea, respiro sibilante, tosse e oppressione toracica. Questi sintomi possono variare di intensità e, nei casi più gravi, possono portare a un attacco d'asma potenzialmente fatale.

- Eziologia e fisiopatologia
  - **Fattori scatenanti comuni**: Allergeni, infezioni respiratorie, esercizio fisico, aria fredda, stress.
  - **Reazione infiammatoria**: rilascio di mediatori chimici che causano edema, produzione di muco e costrizione bronchiale.
- Presentazione clinica
  - Respiro corto.
  - Farneticamento durante l'espirazione.
  - Tosse, spesso notturna.
  - Sensazione di oppressione al petto.
- Diagnosi
  - **Anamnesi medica**: frequenza, durata, fattori scatenanti.
  - Indagine funzionale respiratoria (FRI): misurazione del volume d'aria inspirato ed espirato.

- **Test di reversibilità**: misurazione del miglioramento con un broncodilatatore.
- Gestione iniziale della crisi
  - Broncodilatatori ad azione rapida: come il salbutamolo.
  - **Ossigeno**: se la saturazione di ossigeno è bassa.
  - **Corticosteroidi sistemici**: per ridurre l'infiammazione nei casi più gravi.
  - **Monitoraggio**: valutazione regolare dei segni vitali, del lavoro respiratorio e della saturazione di ossigeno.
- Trattamento a lungo termine
  - Broncodilatatori a lunga durata d'azione: come il formoterolo.
  - **Antinfiammatori per via inalatoria:** come i corticosteroidi.
  - **Evitare i fattori scatenanti**: controllare gli allergeni, smettere di fumare.
- Complicazioni
  - Stato asmatico: grave   attacco d'asma che non risponde al trattamento iniziale.
  - Insufficienza respiratoria.
- Prevenzione
  - Piano d'azione per l'asma: istituzione di un piano scritto per riconoscere e trattare un'esacerbazione precoce.
  - Vaccinazioni: come il vaccino antinfluenzale.
  - Educazione: tecniche di inalazione, riconoscimento dei sintomi.
- Supporto psicosociale
  - Gestire l'ansia e lo stress associati all'asma.
  - Gruppi di sostegno per i pazienti e le loro famiglie.
- Importanza dell'autocontrollo
  - Usare un misuratore di picco di flusso per monitorare la funzione polmonare a casa.

- Diario dei sintomi per identificare ed evitare i fattori scatenanti.

Un attacco d'asma è un'emergenza medica che richiede un intervento rapido. La comprensione e la gestione della malattia sono essenziali per prevenire le esacerbazioni, migliorare la qualità della vita e ridurre il rischio di complicazioni. L'educazione del paziente e una forte collaborazione tra paziente e operatore sanitario sono fondamentali per una gestione di successo.

Capitolo 5

COMUNICAZIONE IN CASO DI EMERGENZA

Lavorare insieme con il team medico

• Lavorare con i medici

In un ambiente complesso e dinamico come quello del pronto soccorso, è essenziale una stretta collaborazione tra infermieri e medici. Un efficace lavoro di squadra può migliorare significativamente l'assistenza al paziente, la sicurezza e la qualità delle cure, contribuendo al contempo a creare un ambiente di lavoro armonioso.

- Comprendere i rispettivi ruoli
    - **Infermiera**: monitoraggio clinico, somministrazione di farmaci, educazione del paziente, coordinamento dell'assistenza.
    - **Medici**: diagnosi, decisioni terapeutiche, procedure invasive.
- Comunicazione efficace
    - **SBAR (Situazione, contesto, valutazione, raccomandazione)**: Uno strumento strutturato per facilitare la trasmissione di informazioni.
    - **Ascolto attivo**: comprendere la prospettiva dell'altra persona, fare domande e chiarire i dubbi.
- Decisione collettiva
    - **Consultazione**: discussione di piani di cura complessi o di casi incerti.
    - **Scambi costruttivi**: Contribuire con idee basate sull'esperienza e sulle conoscenze degli altri.
- Rispetto reciproco
    - **Riconoscere le competenze**: valorizzare il contributo unico di ogni professionista.
    - **Gestione dei conflitti**: affrontare apertamente i disaccordi e cercare soluzioni comuni.

- Formazione continua congiunta
  - **Sessioni cliniche**: presentazioni di casi, aggiornamenti sulle pratiche emergenti.
  - **Simulazioni**: formazione per le situazioni di emergenza, rafforzamento della collaborazione.
- Supporto per gli incidenti
  - **Debriefing**: discussione di casi difficili o eventi avversi.
  - **Sostegno emotivo**: riconoscere lo stress e la stanchezza, offrire ascolto.
- Distribuzione delle responsabilità
  - **Delega**: sapere quando e come delegare determinati compiti o responsabilità.
  - **Autonomia infermieristica**: riconoscere e sostenere le competenze e il processo decisionale degli infermieri.
- Interdisciplinare
  - **Collaborazione con altri professionisti**: farmacisti, assistenti sociali, fisioterapisti, ecc.
  - **Riunioni multidisciplinari**: promuovere una visione olistica del paziente.

Lavorare in sinergia con i medici è un pilastro fondamentale dell'assistenza ottimale nell'ambiente dell'emergenza. Ciò richiede una comunicazione trasparente, il rispetto reciproco e la volontà condivisa di imparare l'uno dall'altro. Coltivando queste relazioni, infermieri e medici possono non solo migliorare l'assistenza fornita, ma anche arricchire la propria esperienza professionale.

• Sinergia con altri infermieri.

In un ambiente frenetico e imprevedibile come il pronto soccorso, la coesione e la collaborazione tra gli infermieri sono essenziali. Questa sinergia migliora la qualità dell'assistenza, ottimizza le risorse e crea un'atmosfera di lavoro in cui ogni membro si sente valorizzato e sostenuto.

- Competenze complementari
    - **Riconoscere i punti di forza individuali:** alcuni infermieri possono avere competenze o esperienze specialistiche.
    - **Imparare gli uni dagli altri:** approfittare delle conoscenze e dei consigli condivisi dai colleghi più esperti.
- Comunicazione aperta e trasparente
    - **Scambi regolari:** condividere le informazioni sui pazienti, le modifiche ai protocolli o le sfide incontrate.
    - **Feedback costruttivo:** incoraggiare una cultura del feedback per il miglioramento continuo.
- Sostegno reciproco
    - **Copertura durante le pause:** monitorare i pazienti dei colleghi durante i loro periodi di riposo.
    - **Dare una mano durante i periodi di lavoro:** venire spontaneamente in aiuto di un collega oberato di lavoro.
- Pianificazione e coordinamento
    - **Distribuzione dei compiti:** dividere le responsabilità in base alle competenze, alle preferenze e al numero di pazienti.
    - **Transizioni assistenziali:** garantire un passaggio di consegne chiaro durante i cambi di équipe.
- Sviluppo professionale
    - **Formazione di gruppo:** organizzare sessioni di apprendimento congiunte.
    - **Mentoring:** Gli infermieri esperti possono guidare e consigliare i nuovi arrivati.
- Gestione dei conflitti
    - **Risoluzione proattiva:** affrontare i disaccordi apertamente e con rispetto.

- **Mediazione**: utilizzare una terza parte, come un caposquadra, per aiutare a risolvere i conflitti.
- Celebrare il successo
  - **Riconoscimento reciproco**: complimentarsi con un collega per un lavoro ben fatto.
  - **Eventi di squadra**: organizzare momenti di relax per rafforzare la coesione.
- Benessere e supporto emotivo
  - **Condividere le emozioni**: Discutere di casi difficili o di eventi stressanti.
  - **Incoraggiamento reciproco**: sostenersi a vicenda nei momenti difficili, ricordandosi dell'importanza di prendersi cura di se stessi.

La sinergia tra gli infermieri non solo migliora la qualità dell'assistenza, ma anche la soddisfazione professionale di tutte le persone coinvolte. Nella frenesia dell'assistenza d'emergenza, questa solidarietà è il collante che tiene unita la squadra, efficiente e resistente.

Comunicare con i pazienti e famiglie

• Compassione di fronte al dolore

Il dolore, sia esso fisico, emotivo o psicologico, è un'esperienza universale e profondamente umana. Nel contesto dell'emergenza, dove i pazienti arrivano spesso in situazioni di disagio acuto, la compassione è una pietra miliare dell'assistenza infermiera. Trascende il semplice atto medico per toccare l'essenza dell'umanità del paziente.

- Comprendere il dolore
  - **La complessità del dolore**: riconoscere che il dolore è soggettivo e può essere influenzato da fattori fisiologici, psicologici e sociali.

- **Tipi di dolore**: differenziare tra dolore acuto, cronico, neuropatico, somatico, ecc.
- Ascolto e convalida
  - **Presenza attenta**: prestare la massima attenzione al paziente quando esprime dolore.
  - **Convalidare i sentimenti**: Riconoscere e convalidare l'esperienza del paziente senza giudicare.
- Valutazione olistica del dolore
  - **Scale del dolore**: utilizzare strumenti standardizzati per valutare l'intensità del dolore.
  - **Cercare le cause sottostanti**: Comprendere i fattori scatenanti o aggravanti.
- Interventi di gestione del dolore
  - **Interventi farmacologici**: farmaci analgesici, antinfiammatori e adiuvanti.
  - **Interventi non farmacologici**: tecniche di rilassamento, distrazione, terapie manuali.
- Il ruolo dell'empatia
  - **Si metta nei panni del paziente**: immagini ciò che il paziente sta provando, in modo da poter adattare la sua risposta.
  - **Evitare il burnout da compassione**: diventare consapevoli delle proprie emozioni e sapere quando chiedere aiuto.
- Comunicazione terapeutica
  - **Tecniche di intervista**: porre domande aperte, riformulare, usare il tatto in modo appropriato.
  - **Gestire le emozioni forti**: Offrire sostegno quando il paziente esprime rabbia, frustrazione o paura.
- La dimensione spirituale e culturale del dolore
  - **Rispetto delle credenze**: capire come la cultura o la spiritualità possono influenzare la percezione del dolore.

- **Adattare l'assistenza**: tenere conto delle preferenze e delle convinzioni dei pazienti nell'erogazione delle cure.
- Cura di sé e resilienza
  - **Riconoscere i segni di esaurimento**: stanchezza, irritabilità, distacco.
  - **Strategie di conservazione**: tecniche di rilassamento, supervisione, condivisione di esperienze con i colleghi.

La compassione di fronte al dolore è un delicato equilibrio tra il desiderio di fornire sollievo e la capacità di rimanere emotivamente stabili. Per gli infermieri di emergenza, la capacità di rispondere con compassione al dolore è essenziale per fornire un'assistenza di qualità, preservando il proprio benessere.

- **Gestire l'ansia dei propri cari**

L'angoscia provata dai parenti quando accompagnano un paziente in emergenza è palpabile e comprensibile. Di fronte all'incertezza, alla paura e spesso all'impotenza, queste emozioni possono interferire con la cura del paziente e con il benessere del team sanitario. Gestire quest'ansia è essenziale non solo per il comfort dei propri cari, ma anche per il buon funzionamento dell'assistenza.

- Riconoscimento e convalida
  - **Un'accoglienza calorosa**: una prima impressione rassicurante può disinnescare molte ansie.
  - **Convalidare le emozioni**: riconoscere e accettare i sentimenti delle persone care senza giudicare.

- Comunicazione trasparente
  - **Aggiornamenti regolari**: informare la famiglia e gli amici delle fasi del processo di cura, anche se non è cambiato nulla di significativo.
  - **Ascolto attivo**: dare ai propri cari l'opportunità di esprimere le loro preoccupazioni e domande.
- Educazione e informazione
  - **Spiegazioni semplici e chiare**: utilizzare un linguaggio accessibile per spiegare le procedure o le condizioni del paziente.
  - **Materiale scritto**: fornire brochure o opuscoli informativi sulle procedure attuali o sulle patologie in questione.
- Spazio dedicato
  - **Sala d'attesa confortevole**: un ambiente tranquillo può ridurre l'ansia.
  - **Sale di riposo**: offrono aree per riposare, ricaricare le batterie o fare una pausa dal rumore e dal trambusto.

- Professionisti dedicati
  - **Assistenti sociali**: per offrire supporto psicosociale o risorse adattate.
  - **Psicologi**: intervenire in situazioni particolarmente traumatiche.
- Gestire le situazioni di conflitto
  - **Tecniche di de-escalation**: affrontare le situazioni di tensione con calma e assertività.
  - **Protocolli di sicurezza**: sapere quando e come chiamare la sicurezza o la polizia.
- Coinvolgimento nell'assistenza
  - **Partecipazione all'assistenza**: consentire ai familiari di partecipare, ove possibile, all'assistenza di base o al comfort del paziente.

- **Supporto nel processo decisionale**: coinvolgere i familiari nelle discussioni sulle scelte terapeutiche.
- Preparazione alla dimissione o al trasferimento
  - **Spiegazioni chiare**: informare le persone a lei vicine delle fasi successive, sia che si tratti di un trasferimento, di un ricovero o di una dimissione.
  - **Coordinamento con altri dipartimenti**: garantire una transizione agevole verso altri dipartimenti o istituzioni.

Gestire l'ansia dei parenti richiede una combinazione di capacità di comunicazione, empatia e conoscenze tecniche. La sfida per gli infermieri è trovare questo equilibrio, per garantire che i parenti si sentano supportati e informati, preservando la qualità e l'efficacia dell'assistenza fornita al paziente.

Capitolo 6

GESTIRE LO STRESS ED EVITARE IL BURNOUT

Comprensione fonti di stress nei dipartimenti di emergenza

Il reparto di emergenza è un ambiente particolarmente intenso, dove spesso le decisioni devono essere prese rapidamente e le situazioni possono cambiare in un istante. Comprendere le fonti di stress specifiche di questo ambiente è essenziale per poterle gestire in modo più efficace e salvaguardare il benessere degli operatori sanitari.

- Afflusso di pazienti
    - **Picchi di attività**: alcuni periodi, come i fine settimana o le vacanze, possono vedere un afflusso massiccio di pazienti.
    - **Lunghe attese**: La pressione delle sale d'attesa piene e delle lunghe attese può essere estenuante.
- Gravità dei casi
    - **Situazioni critiche**: curare i pazienti in situazioni di vita o di morte mette il personale in costante allerta.
    - **Decisioni con conseguenze di vasta portata**: ogni decisione, soprattutto nel caso di pazienti critici, può avere implicazioni di vasta portata.
- Complessità dei casi
    - **Pazienti polipatologici**: la gestione di più problemi medici contemporaneamente richiede una maggiore vigilanza.
    - **Mancanza di anamnesi**: La mancanza di conoscenza dell'anamnesi del paziente può complicare la diagnosi e il trattamento.
- Fattori emotivi
    - **Rapporti con i pazienti e le loro famiglie**: le emozioni dei parenti, la paura, l'ansia o la rabbia possono influenzare il personale.

- **Situazioni traumatiche**: Assistere a sofferenze, morti o eventi tragici ha un impatto emotivo.
- Pressioni logistiche
  - **Mancanza di risorse**: una carenza di attrezzature, letti o personale può aumentare la pressione.
  - **Rapido turnover**: La necessità di liberare rapidamente i letti per accogliere nuovi pazienti.
- Relazioni intersettoriali
  - **Collaborazione con diversi specialisti**: La necessità di coordinarsi con altri reparti o medici specialisti.
  - **Dinamiche di squadra**: le tensioni o i disaccordi all'interno del team possono essere fonti di stress.
- Equilibrio tra lavoro e vita privata
  - **Orari di lavoro irregolari**: i turni di notte, gli orari prolungati o i turni di guardia possono disturbare la vita personale.
  - **Carico di lavoro mentale**: portare il lavoro a casa, sia fisicamente che emotivamente.
- Ambiente fisico
  - **Rumore e agitazione**: il continuo andirivieni, gli allarmi e l'agitazione generale possono essere stressanti.
  - **Richieste fisiche**: stare in piedi per lunghi periodi, sollevare pazienti, movimenti ripetitivi.

Comprendere queste fonti di stress è il primo passo per sviluppare strategie di gestione e di resilienza. Riconoscendo le sfide specifiche del reparto di emergenza, gli operatori sanitari possono prepararsi meglio, adattarsi e cercare il supporto necessario per mantenere una pratica sana e sostenibile.

Tecniche di rilassamento e decompressione

Dopo ore passate a gestire situazioni di emergenza, gli infermieri possono avvertire un alto livello di tensione fisica e mentale. Imparare a rilassarsi e a decomprimere è essenziale per mantenere il suo benessere e la sua capacità di fornire un'assistenza di qualità. Ecco alcune tecniche e metodi efficaci per favorire il rilassamento e la decompressione:

- Respirazione profonda
  - **Tecnica 4-7-8**: inspiri attraverso il naso per 4 secondi, trattenga il respiro per 7 secondi, quindi espiri attraverso la bocca per 8 secondi. Questo metodo è eccellente per calmare rapidamente la mente.
  - **Respirazione addominale**: si concentri sulla respirazione con l'addome piuttosto che con il petto per ottenere il massimo rilassamento.
- Meditazione e mindfulness
  - **Meditazione guidata**: utilizzare applicazioni o registrazioni per seguire una sessione di meditazione.
  - **Piena consapevolezza**: essere presenti nel momento, osservare le sensazioni e i pensieri, senza giudicare.
- Esercizio fisico
  - **Yoga**: le posizioni e la respirazione dello yoga possono aiutare a sciogliere la tensione muscolare e a calmare la mente.
  - **Camminare o fare jogging**: l'esercizio cardiovascolare rilascia endorfine, che sono potenti antidolorifici naturali.
- Tecniche di visualizzazione
  - **Visualizzazione guidata**: si immagini in un luogo tranquillo, come una spiaggia o una

foresta, per sfuggire al trambusto del momento.

- **Visualizzazione positiva**: si concentri su risultati positivi e scenari felici per migliorare il suo umore.
- Rilassamento muscolare progressivo
  - Impari a tendere e rilasciare ogni gruppo muscolare, partendo dalle dita dei piedi e lavorando fino alla testa.
- Scrittura riflessiva
  - **Diario della gratitudine**: annoti ogni giorno tre cose per cui è grato.
  - **Diario della decompressione**: annotare le esperienze, le sensazioni e i pensieri per esternarli.
- Ascoltare la musica
  - Scelga melodie rilassanti o suoni della natura per aiutarla a rilassarsi. La musica che ama può anche sollevare il suo spirito.
- Tecniche di automassaggio
  - **Massaggio al tempio**: ideale per alleviare il mal di testa.
  - **Massaggio alle mani e ai polsi**: utile per gli infermieri che svolgono attività manuali ripetitive.
- Pause regolari
  - Faccia delle brevi pause per allungare il corpo, chiudere gli occhi o semplicemente respirare profondamente.
- Bagni e docce calde
- Il calore rilassa i muscoli e dona una sensazione di benessere.
- Terapie alternative
- **Agopuntura**: può aiutare ad alleviare lo stress e la tensione.
- **Aromaterapia**: l'uso di oli essenziali come la lavanda o la camomilla può avere un effetto calmante.

L'importante è riconoscere quando ha bisogno di decomprimere e prendersi il tempo per farlo. Incorporare queste tecniche nella sua routine quotidiana può aiutarla a prevenire il burn-out e a migliorare la sua qualità di vita sia al lavoro che fuori.

Supervisione e il sostegno dei colleghi

Il reparto di emergenza è un ambiente in cui le situazioni stressanti e imprevedibili sono comuni. In questo contesto, la supervisione e il supporto tra colleghi sono fondamentali per garantire un'assistenza di qualità ai pazienti, preservando la salute mentale ed emotiva di chi li assiste.

- L'importanza della supervisione:
    - **Apprendimento continuo**: la supervisione consente agli infermieri meno esperti di beneficiare delle conoscenze e delle competenze dei colleghi più esperti.
    - **Migliorare la pratica**: la supervisione consente agli assistenti di regolare e migliorare le loro tecniche e i loro approcci clinici.
    - **Prevenzione degli errori**: un secondo paio di occhi o un secondo parere possono aiutare a prevenire gli errori medici.
- Il valore del sostegno reciproco:
    - **Emozioni condivise**: condividere le situazioni difficili con gli altri significa non dover portare da solo il peso delle sue emozioni e delle sue responsabilità.
    - **Consigli pratici**: i colleghi possono offrire suggerimenti o tecniche che sono state sperimentate in situazioni simili.

- **Coesione del team**: sostenersi a vicenda rafforza la solidarietà del team e incoraggia una migliore collaborazione.
- Modalità di supervisione:
  - **Incontri regolari**: organizzare momenti dedicati per discutere di pratiche, casi complessi e difficoltà incontrate.
  - **Osservazione in tempo reale**: gli infermieri esperti possono osservare e consigliare i colleghi mentre eseguono le procedure tecniche.
- Creare un ambiente di fiducia:
  - **Comunicazione aperta**: incoraggi i membri del team a condividere le loro preoccupazioni e domande senza temere di essere giudicati.
  - **Rispetto reciproco**: valorizzare il contributo di ogni membro del team, indipendentemente dal suo livello di esperienza.
- Strategie di supporto emotivo:
  - **Gruppi di discussione**: organizzare sessioni in cui il team possa parlare dei propri sentimenti ed emozioni.
  - **Ascolto attivo**: imparare ad ascoltare i colleghi senza interromperli e dando loro spazio per esprimersi.
- Formazione continua:
  - **Workshop**: organizzazione di workshop per condividere le migliori pratiche e gli ultimi progressi nell'assistenza d'emergenza.
  - **Feedback costruttivo**: fornire un feedback gentile e costruttivo per consentire a tutti di progredire.
- Benessere di squadra:
  - **Attività di rilassamento**: organizzi attività al di fuori del lavoro per rafforzare la coesione del team e permettere a tutti di rilassarsi.

- **Sensibilizzare al burn-out**: essere attenti ai segnali di stanchezza e burn-out e incoraggiare il dialogo sul tema.

La supervisione e il supporto tra colleghi sono essenziali per garantire la qualità dell'assistenza e preservare il benessere degli assistenti. In un ambiente impegnativo come quello dell'assistenza d'emergenza, prendersi cura l'uno dell'altro non è solo vantaggioso, è vitale.

Capitolo 7

ETICA
E
CONDOTTA
PROFESSIONALE

I principi dell'etica medica

L'etica medica guida il comportamento degli operatori sanitari nella loro pratica quotidiana. Questi principi mirano a garantire un'assistenza di qualità, il rispetto del paziente e la dignità umana. Le emergenze, con la loro natura imprevedibile e il ritmo serrato, possono mettere alla prova l'aderenza del team medico a questi principi. Tuttavia, è essenziale rispettarli per preservare la fiducia tra assistenti e pazienti.

- Principio di autonomia:
  - **Rispetto della scelta del paziente**: i pazienti hanno il diritto di decidere sul loro trattamento dopo essere stati adeguatamente informati.
  - **Consenso informato**: Prima di qualsiasi intervento o trattamento, è fondamentale assicurarsi che il paziente abbia compreso e accettato pienamente le implicazioni.
- Il principio di beneficenza:
  - **Agire nel miglior interesse del paziente**: ogni azione o decisione deve essere presa nel miglior interesse del paziente, per migliorare la sua condizione o il suo benessere.
  - **Promozione della salute**: oltre alle cure di emergenza, i pazienti devono essere consigliati sulle migliori pratiche per la loro salute a lungo termine.
- Il principio di non-maleficenza:
  - **Non nuocere**: è fondamentale evitare di causare danni o pregiudizi al paziente, anche nel corso del trattamento.
  - **Valutazione dei rischi e dei benefici**: prima di qualsiasi intervento, è necessario soppesare i potenziali benefici rispetto ai rischi associati.

- Principio di giustizia:
  - **Trattamento equo**: ogni paziente ha diritto allo stesso livello di assistenza, indipendentemente dalla sua situazione sociale, economica o etnica.
  - **Risorse limitate**: In un contesto di emergenza, dove le risorse possono essere limitate, è essenziale distribuirle in modo equo.
- Riservatezza:
  - **Protezione dei dati**: tutte le informazioni relative al paziente devono essere mantenute riservate, tranne in circostanze molto specifiche.
  - **Condividere le informazioni**: la comunicazione tra gli operatori sanitari che riguardano un paziente deve rispettare la privacy del paziente.
- Onestà e verità:
  - **Trasparenza**: i pazienti devono ricevere informazioni chiare e oneste sulla loro condizione, sulle opzioni di trattamento, sui rischi e sulla prognosi.
  - **Riconoscere gli errori**: se viene commesso un errore, è responsabilità dell'operatore sanitario ammetterlo e informare il paziente.
- Professionalità:
  - **Formazione continua**: gli operatori sanitari devono aggiornare continuamente le loro conoscenze e competenze.
  - **Limiti di competenza**: è fondamentale riconoscere i propri limiti e chiedere aiuto o reindirizzare il paziente, se necessario.
- Rispetto per l'individuo:
  - **Dignità umana**: ogni paziente, indipendentemente dalle sue condizioni o circostanze, merita rispetto, empatia e considerazione.

- **Sensibilità culturale**: è importante tenere conto delle credenze, dei valori e delle abitudini di ogni paziente.

La pratica medica nei reparti di emergenza è complessa, ma questi principi etici forniscono una solida struttura per navigare attraverso le sfide e garantire che ogni decisione sia presa nel migliore interesse del paziente.

Dilemmi comuni del pronto soccorso

• Fine vita e cure palliative

In un reparto di emergenza, i professionisti si trovano spesso a confrontarsi con situazioni di vita o di morte, e talvolta con la gestione di pazienti malati terminali o in fin di vita. Sebbene l'obiettivo principale del pronto soccorso sia quello di stabilizzare e salvare la vita, è essenziale comprendere e integrare la filosofia delle cure palliative nella gestione di questi pazienti.

- Comprendere la fine della vita:
  - **Definizione**: che cos'è la fine della vita? Riconoscere i segni e i sintomi che indicano che un paziente è malato terminale.
  - **Accettazione**: per il personale, accettare la finitezza della vita può essere una sfida, ma è essenziale per offrire un'assistenza adeguata.
- Cure palliative:
  - **Definizione e obiettivi**: le cure palliative mirano a migliorare la qualità di vita dei pazienti e delle loro famiglie di fronte alle conseguenze di una malattia potenzialmente letale.

- **Controllo del dolore**: la gestione del dolore è fondamentale per le cure palliative, al fine di garantire un comfort ottimale al paziente.
- Comunicazione con i pazienti e le famiglie:
  - **Dare la cattiva notizia**: come affrontare una diagnosi grave o un esito sfavorevole con empatia e compassione.
  - **Sostegno emotivo**: offrire uno spazio ai pazienti e ai loro familiari per esprimere i loro sentimenti, paure e preoccupazioni.
- Decisioni mediche alla fine della vita:
  - **Direttive anticipate**: comprendere i desideri del paziente in merito alle cure e agli interventi alla fine della vita.
  - **Non rianimazione**: discutere e rispettare la scelta del paziente di non intervenire in caso di arresto cardiaco o respiratorio.
- Aspetti etici:
  - **Rispettare i desideri del paziente**: anche in una situazione di emergenza, è essenziale tenere conto dei desideri di fine vita del paziente.
  - **Limitare e interrompere i trattamenti**: sapere quando e come limitare o interrompere i trattamenti che non sono più utili.
- Supporto psicologico:
  - **Lutto anticipato**: riconoscere e sostenere le emozioni delle persone care che stanno vivendo un lutto, anche prima della morte del paziente.
  - **Lutto post-mortem**: fornire risorse e sostegno alla famiglia dopo la morte di una persona cara.
- Supporto per il personale di assistenza:
  - **Affrontare l'esaurimento emotivo**: le emergenze possono essere stressanti, soprattutto quando si tratta di decessi. Trovare

il modo di gestire lo stress e il lutto è
fondamentale.
- **Supervisione e debriefing**: offrire
  l'opportunità di discutere i casi difficili e le
  emozioni associate.
- Lavorare con il team di cure palliative:
  - **Consultazione**: cerchi l'esperienza
    dell'équipe di cure palliative per garantire
    un'assistenza ottimale.
  - **Formazione continua**: formazione regolare
    sui principi delle cure palliative e su come
    integrarli nel contesto dell'emergenza.

L'assistenza ai pazienti alla fine della vita in un reparto di
emergenza richiede un approccio multidimensionale,
incentrato sul paziente, che combina competenze
mediche, etiche e interpersonali. Integrando i principi delle
cure palliative, il personale del pronto soccorso può offrire
un'assistenza rispettosa, dignitosa e compassionevole a
questi pazienti e alle loro famiglie.

• Affrontare i casi di violenza o abuso

In un reparto di emergenza, gli infermieri possono trovarsi
di fronte a pazienti che sono stati vittime di violenza o
abusi. Si tratta di una situazione delicata, che richiede un
approccio medico, psicologico e sociale specifico.
L'obiettivo è proteggere il paziente, trattare le sue lesioni e
indirizzarlo verso le risorse appropriate.

- Riconoscere i segnali di violenza o abuso:
  - **Segni fisici**: ferite, lividi, fratture, ustioni, che
    possono indicare un abuso fisico.
  - **Segni psicologici**: ansia, depressione,
    cambiamenti comportamentali, disturbi del
    sonno, che possono indicare un abuso emotivo
    o psicologico.

- **Segni di abuso sessuale**: trauma genitale, infezioni sessualmente trasmissibili, comportamento sessuale inadeguato all'età.
- Approccio iniziale:
  - **Creare un ambiente sicuro**: garantire la riservatezza e la privacy del paziente.
  - **Ascoltare con simpatia**: Lasciare che i pazienti si esprimano senza pressioni, giudizi o pregiudizi.
- Valutazione medica:
  - **Esame fisico completo**: identificare e documentare tutte le lesioni.
  - **Esami supplementari**: radiografie, esami del sangue, prelievi nei casi di sospetto abuso sessuale.
- Assistenza psicologica:
  - **Valutazione del disagio psicologico**: per determinare il livello di stress post-traumatico, ansia o depressione.
  - **Rinvio a uno psicologo o psichiatra**: per un trattamento specialistico, se necessario.
- Protezione del paziente:
  - **Segnalazione**: se l'abuso è confermato o fortemente sospettato, potrebbe essere necessario segnalarlo alle autorità competenti.
  - **Sicurezza**: se il paziente è in pericolo, considerare il ricovero o l'ospedalizzazione.
- Supporto sociale:
  - **Rinvio ad associazioni specializzate**: queste possono offrire un supporto legale, psicologico e sociale.
  - **Assistenza per le formalità amministrative**: presentazione di un reclamo, procedimenti legali, ecc.
- Assistenza a lungo termine:
  - **Seguito medico regolare**: per trattare i postumi fisici e psicologici.

- **Terapie specifiche**: psicoterapia, gruppi di discussione, per aiutare il paziente a superare il trauma.
- Formazione e prevenzione:
  - **Sensibilizzazione del personale**: formazione regolare per il personale di emergenza su come riconoscere e affrontare la violenza e l'abuso.
  - **Campagne di prevenzione**: partecipare a campagne di sensibilizzazione per prevenire la violenza e gli abusi nella comunità.

Trattare i pazienti vittime di violenza o abusi nei reparti di emergenza è una sfida importante che richiede un approccio completo e multidisciplinare. Richiede non solo competenze mediche, ma anche grande sensibilità, ascolto attivo e stretta collaborazione con altri professionisti e organizzazioni specializzate.

Capitolo 8

LA TECNOLOGIA NEL REPARTO DI EMERGENZA

Strumenti diagnostici avanzati

• Ecografia point-of-care

L'ecografia point-of-care (POCUS) è diventata uno strumento prezioso nella gestione dei pazienti nel reparto di emergenza. Permette a infermieri e medici di visualizzare gli organi e le strutture interne del paziente in tempo reale, offrendo un vantaggio diagnostico senza pari per alcune condizioni.

- Introduzione al POCUS:
  - **Definizione**: capire cos'è il POCUS e come si differenzia dalle ecografie tradizionali.
  - **Vantaggi**: utilizzo rapido, non invasivo, al letto del paziente, miglioramento del processo decisionale clinico.
- Nozioni tecniche di base:
  - **Principi dell'ecografia**: come funziona l'ecografia e i suoi principi fondamentali.
  - **Manipolazione della sonda**: tecniche di base per ottenere una buona immagine.
  - **Interpretazione delle immagini**: riconoscimento delle strutture normali e patologiche.
- Applicazioni cliniche attuali:
  - **Valutazione cardiaca**: visualizzazione del cuore per rilevare anomalie come tamponamento o ipovolemia.
  - **Valutazione polmonare**: cercare versamenti, pneumotorace o segni di edema polmonare acuto.
  - **Traumatologia**: valutazione rapida dell'emorragia interna, in particolare nel contesto di un trauma addominale o toracico.

- **Valutazione addominale**: rilevamento dell'ascite, valutazione della cistifellea, dei reni o dell'aorta addominale.
- **Valutazione dei vasi**: identificazione della trombosi venosa profonda o valutazione dello stato circolatorio.
- Limitazioni e insidie:
  - **Riconoscimento di artefatti**: comprendere le immagini che possono essere fuorvianti o mal interpretate.
  - **Limitazioni dell'esame**: sapere quando POCUS non è lo strumento adatto e quando sono necessarie altre modalità di imaging.
- Integrazione del POCUS nel flusso di lavoro del dipartimento di emergenza:
  - **Quando usare il POCUS**: identificare le situazioni in cui il POCUS è particolarmente utile.
  - **Documentazione e archiviazione**: garantire un follow-up appropriato dei risultati e delle interpretazioni.
- Formazione e certificazione:
  - **Programmi di formazione**: dove e come ottenere una formazione in POCUS per le emergenze.
  - **Certificazione e competenze**: comprendere gli standard e i requisiti per praticare POCUS con competenza.
- Etica e legalità:
  - **Consenso del paziente**: assicurarsi che i pazienti comprendano e acconsentano all'esame.
  - **Rischi legali**: comprendere le implicazioni di un'interpretazione o di una diagnosi errata.

L'integrazione del POCUS nel reparto di emergenza ha rivoluzionato il modo in cui gli operatori sanitari valutano e trattano i pazienti. Fornisce una visione in tempo reale delle condizioni interne del paziente, che è fondamentale in un ambiente in cui ogni secondo è importante. Con la giusta formazione e un uso accorto, il POCUS può migliorare notevolmente l'assistenza d'emergenza.

• Monitor cardiaci e telecardiologia

Il monitoraggio cardiaco e la telecardiologia sono strumenti essenziali nel mondo medico, che permettono di valutare le condizioni cardiache dei pazienti in tempo reale e di fornire un intervento rapido e appropriato, anche a distanza. I reparti di emergenza, in particolare, beneficiano di queste tecnologie per la gestione dei pazienti affetti da disturbi cardiaci.

- Introduzione ai monitor cardiaci:
    - **Che cos'è un monitor cardiaco**: capire i principi di base del monitoraggio cardiaco.
    - **Obiettivi del monitoraggio**: rilevare le aritmie, valutare la funzione cardiaca, monitorare dopo un'operazione o un trattamento.

- Tecnologie di monitoraggio cardiaco:
    - **Elettrocardiografia (ECG)**: Monitoraggio dell'attività elettrica del cuore per rilevare le irregolarità.
    - **Pulsossimetria**: misurazione della saturazione di ossigeno nel sangue.
    - **Pressione sanguigna non invasiva (NIBP)**: monitoraggio della pressione sanguigna a intervalli regolari.
- Interpretazione dei dati:
    - **Leggere un ECG**: identificare le diverse onde e comprenderne il significato.

- **Rilevare le aritmie**: riconoscere i ritmi normali e anormali.
- **Rispondere agli allarmi**: comprendere le soglie di allarme e sapere come intervenire.
- Introduzione alla telecardiologia:
  - **Definizione e sfide**: utilizzare le tecnologie di comunicazione per fornire assistenza cardiaca a distanza.
  - **Applicazioni**: monitoraggio a distanza, interpretazione ECG a distanza, consultazioni virtuali con i cardiologi.
- Vantaggi della telecardiologia:
  - **Maggiore accesso agli specialisti**: per i pazienti in aree remote o poco servite.
  - **Risposta rapida**: riduzione dei tempi di attesa per un'interpretazione o un intervento.
  - **Monitoraggio continuo**: i pazienti possono essere monitorati a casa, riducendo la necessità di ricoveri ospedalieri prolungati.
- Sfide e preoccupazioni:
  - **Affidabilità della tecnologia**: garantire una trasmissione dati stabile e sicura.
  - **Formazione**: si assicuri che il personale sia formato all'uso di questi strumenti e possa integrarli efficacemente nell'assistenza.
- Etica e riservatezza:
  - **Protezione dei dati**: garantire la sicurezza delle informazioni mediche dei pazienti.
  - **Consenso informato**: Assicurarsi che i pazienti comprendano e acconsentano al telemonitoraggio.
- Il futuro della telecardiologia:
  - **Innovazioni tecnologiche**: guardare agli sviluppi futuri che potrebbero trasformare il modo in cui monitoriamo e trattiamo i pazienti.

- **Espansione dei servizi**: considerare come la telecardiologia potrebbe essere estesa ad altri campi medici.

La combinazione di monitoraggio cardiaco e telecardiologia offre un'opportunità eccezionale per migliorare la qualità dell'assistenza cardiaca. In un mondo sempre più connesso, questi strumenti consentono agli operatori sanitari di essere costantemente in contatto con il cuore dei loro pazienti, sia che si trovino al loro fianco o a chilometri di distanza.

Telemedicina e servizi di emergenza

Nell'attuale era digitale, la telemedicina è diventata uno strumento essenziale per migliorare la qualità e l'efficienza dell'assistenza medica. Nel contesto dell'emergenza, offre soluzioni innovative per rispondere rapidamente alle crisi mediche e ottimizzare le risorse.

- Introduzione alla telemedicina:
  - **Cos'è la telemedicina**: definizione, origini e principi fondamentali.
  - **Tipi di telemedicina**: telemonitoraggio, teleconsulto, teleperizia e teleassistenza.
- Il valore della telemedicina nelle emergenze:
  - **Accesso agli specialisti**: collegamento in tempo reale con gli esperti, anche in aree remote o poco servite.
  - **Risposta in tempo reale**: diagnosi e decisioni più rapide in situazioni critiche.
  - **Ottimizzazione delle risorse**: distribuzione efficiente dei pazienti, evitando colli di bottiglia inutili.
- Implementazione della telemedicina nei dipartimenti di emergenza:

- **Attrezzatura necessaria**: infrastruttura tecnica, software e apparecchiature di comunicazione.
- **Protocolli di gestione**: sviluppo di procedure chiare per l'utilizzo della telemedicina.
- **Formazione del personale**: si assicuri che il team di emergenza sia competente e a suo agio con gli strumenti di telemedicina.
- Esempi pratici e casi di studio:
  - **Incidenti cerebrovascolari (CVA)**: Uso della telemedicina per un consulto rapido con un neurologo specializzato.
  - **Traumi e lesioni**: valutazione a distanza per determinare il livello di assistenza necessario.
  - **Situazioni rurali e isolate**: collegamento con i centri medici principali per situazioni complesse o gravi.
- Sfide e preoccupazioni della telemedicina nelle emergenze:
  - **Affidabilità della tecnologia**: garantire comunicazioni stabili e di alta qualità.
  - **Riservatezza e sicurezza**: protezione dei dati medici e rispetto della privacy del paziente.
  - **Questioni legali e responsabilità**: chiarimento delle responsabilità nella telemedicina.
- Etica e telemedicina:
  - **Consenso informato**: garantire che i pazienti comprendano e accettino il teleconsulto.
  - **Qualità dell'assistenza**: mantenere standard elevati e garantire l'equità di accesso.
- Il futuro della telemedicina nelle emergenze:
  - **Innovazioni tecnologiche**: i progressi futuri e il loro impatto sui dipartimenti di emergenza.
  - **Integrazione nei sistemi sanitari**: riflessioni su come la telemedicina potrebbe rimodellare l'intero panorama medico.

I reparti di emergenza sono, per loro natura, luoghi in cui ogni secondo è importante. La telemedicina offre l'opportunità di sfruttare al meglio quei secondi preziosi, mettendo in contatto i pazienti con gli operatori sanitari con un'efficienza e una velocità senza precedenti. Mentre la tecnologia continua ad evolversi, è essenziale che i professionisti dell'emergenza siano all'avanguardia di questi cambiamenti, assicurando la migliore assistenza possibile a chi ne ha più bisogno.

Sistemi informativi e gestione del paziente

I sistemi informativi (IS) hanno rivoluzionato il modo in cui le strutture sanitarie gestiscono ed elaborano i dati dei pazienti. In un ambiente di emergenza, questi sistemi sono ancora più cruciali e offrono soluzioni per ottimizzare l'assistenza ai pazienti, garantire la continuità delle cure e migliorare l'efficienza operativa.

- Introduzione ai sistemi informativi:
    - **Definizione e ruolo dell'IS**: comprendere l'importanza dell'IS nel mondo medico moderno.
    - **Storia**: evoluzione dell'IS dalla documentazione cartacea alle piattaforme digitali avanzate.
- I benefici dell'IS nei dipartimenti di emergenza:
    - **Accesso rapido alle cartelle cliniche**: recupero immediato dell'anamnesi, delle allergie, dei trattamenti in corso, ecc.
    - **Coordinamento delle cure**: migliorare la comunicazione tra gli operatori sanitari per un'assistenza integrata.

- **Monitoraggio in tempo reale**: monitoraggio dei letti disponibili, dei programmi di intervento e dei livelli dei farmaci.
- Componenti chiave dell'IS di emergenza:
  - **Cartelle cliniche elettroniche (EMR)**: archiviazione digitale delle informazioni mediche del paziente.
  - **Sistemi di gestione delle ammissioni, delle dimissioni e dei trasferimenti (ADT)**: tracciare il percorso del paziente attraverso l'ospedale.
  - **Strumenti di triage e di valutazione**: aiutano a dare priorità ai casi in base alla gravità.
- Interconnettività e integrazione:
  - **Interoperabilità**: la capacità dei sistemi di scambiare e utilizzare le informazioni in modo trasparente.
  - **Integrazione con altri reparti**: facilitare la comunicazione con la radiologia, i laboratori, ecc.
  - **Collegamento con altre strutture**: condivisione di informazioni per trasferimenti o consulenze specialistiche.
- Sicurezza e riservatezza:
  - **Protezione dei dati**: misure per proteggere le informazioni sensibili.
  - **Riservatezza del paziente**: garantire la conformità alle normative sulla privacy e sui dati medici.
  - **Backup e ripristino**: protocolli in caso di guasto o disastro del sistema.
- Formazione e adattamento del personale:
  - **Formazione continua**: garantire che il team sia aggiornato sulle nuove funzionalità e sugli aggiornamenti.
  - **Adozione della tecnologia**: superare le resistenze e incoraggiare l'uso ottimale dei SI.

- **Assistenza tecnica**: l'assistenza è disponibile in caso di problemi o domande.
- Il futuro dell'IS nei dipartimenti di emergenza:
  - **Intelligenza artificiale e analisi predittiva**: prevedere le tendenze, come l'afflusso di pazienti, utilizzando i dati storici.
  - **Telemedicina integrata**: collegamento diretto con gli specialisti a distanza tramite l'IS.
  - **Portali per i pazienti**: consentono ai pazienti di accedere alle proprie informazioni mediche e di comunicare con il personale medico.

I sistemi informativi sono quindi il cuore pulsante dei moderni servizi di emergenza e svolgono un ruolo cruciale nel coordinamento, nell'efficienza e nella qualità dell'assistenza. Integrando la tecnologia nelle procedure di emergenza, le strutture possono garantire un'assistenza più rapida, sicura e personalizzata per ogni paziente.

Capitolo 9

QUESTIONI INTERCULTURALI E DIVERSITÀ

Comprendere e rispettare diversità culturale

In un mondo sempre più interconnesso e in società sempre più diverse, i dipartimenti di emergenza sono spesso il punto di incontro di molte culture. L'assistenza ai pazienti provenienti da contesti culturali diversi richiede una profonda comprensione e un autentico rispetto per le loro credenze, pratiche ed esigenze.

- La diversità culturale: una realtà onnipresente:
    - **Definire la diversità culturale**: capire cosa significa "cultura" e come influenza il nostro comportamento e le nostre percezioni.
    - **L'importanza della diversità nel contesto medico**: come le differenze culturali possono influenzare la percezione del dolore, della malattia e della morte.
- Sfide legate alla diversità culturale nei dipartimenti di emergenza:
    - **Barriere linguistiche**: difficoltà di comunicazione e rischi di incomprensione.
    - **Credenze tradizionali e pratiche mediche**: come possono essere in conflitto o complementari alla medicina occidentale.
    - **Concetti di pudore e intimità**: diversi standard che possono influenzare il comfort del paziente durante gli esami fisici.
- Strategie per una gestione appropriata:
    - **Formazione interculturale per il personale**: sensibilizzare e formare il personale sulle diverse culture e sulle potenziali sfide.
    - **Interpreti medici**: il loro ruolo cruciale nel facilitare la comunicazione.

- **Materiale informativo multilingue**: garantire che i pazienti e le famiglie comprendano le procedure, i diritti e le responsabilità.
- Rispetto dei riti e delle credenze religiose:
  - **L'importanza dello spirituale nell'assistenza medica**: comprendere i rituali che circondano la malattia, la morte e la guarigione.
  - **Accordi pratici**: adattare le procedure mediche per rispettare i divieti o gli obblighi religiosi.
- Tenere conto della dimensione culturale nell'etica medica:
  - **Consenso informato**: assicurarsi che sia dato nel rispetto delle credenze culturali.
  - **Fine vita**: rispettare i desideri e le convinzioni sulla morte e sul morire.
  - **Rapporto con la famiglia**: in alcune culture, la famiglia svolge un ruolo centrale nelle decisioni mediche.
- Costruire la fiducia e il rispetto reciproco:
  - **Ascolto attivo**: valorizzare le preoccupazioni e le esigenze del paziente.
  - **Empatia**: mettersi nei panni del paziente per capire meglio i suoi sentimenti e le sue preoccupazioni.
  - **Feedback**: sollecitare regolarmente il feedback per migliorare continuamente l'assistenza.
- L'urgente futuro della diversità culturale:
  - **Tendenze demografiche**: popolazioni in evoluzione e necessità di adattare costantemente i servizi.
  - **Ricerca e casi di studio**: L'importanza di studiare la diversità culturale per ottimizzare i protocolli di gestione.

I servizi di emergenza, per loro natura, devono essere pronti ad accogliere tutti, senza discriminazioni. Riconoscere, comprendere e rispettare la diversità culturale non è semplicemente un obbligo morale o etico, ma è una necessità per fornire un'assistenza di qualità e garantire la sicurezza e il benessere dei pazienti. È abbracciando questa diversità che gli operatori sanitari possono offrire un'assistenza olistica, caratterizzata da rispetto e umanità.

Comunicazione interculturale: sfide e tecniche

Il pronto soccorso, spesso paragonato a una porta d'accesso al sistema sanitario, è un luogo in cui gli operatori sanitari incontrano una diversità di pazienti provenienti da contesti culturali diversi. In questo contesto, la comunicazione interculturale diventa un'abilità essenziale per fornire un'assistenza di qualità. Questo capitolo si propone di esplorare le sfide associate alla comunicazione interculturale e di presentare le tecniche per superarle.

- Comprendere la comunicazione interculturale:
  - **Che cos'è la comunicazione interculturale**: esplorare il concetto e la sua importanza nel contesto medico.
  - **La dimensione culturale della comunicazione**: come la cultura influenza il modo in cui comunichiamo, le nostre aspettative e le nostre interpretazioni.
- Le principali sfide della comunicazione interculturale:
  - **Barriere linguistiche**: gli errori di traduzione e interpretazione possono avere gravi conseguenze in medicina.

- **Differenze nelle espressioni non verbali**: i gesti, il contatto visivo e la vicinanza possono avere significati diversi nelle varie culture.
- **Differenze nei sistemi di valori e nelle credenze**: come le concezioni culturali della salute, della malattia e della medicina influenzano la comunicazione.
- Tecniche per migliorare la comunicazione interculturale:
  - **Utilizzi gli interpreti medici**: non solo per la traduzione letterale, ma anche per aiutarla a gestire le sfumature culturali.
  - **Ascolto attivo**: mostrare empatia, fare domande aperte e riformulare per assicurarsi di aver capito.
  - **Convalida**: assicurarsi che il paziente abbia compreso le informazioni fornite.
  - **Uso di materiale visivo**: le immagini e i diagrammi possono superare le barriere linguistiche.
- Formazione e sensibilizzazione:
  - **Programmi di formazione in comunicazione interculturale**: fornire agli operatori sanitari gli strumenti per muoversi efficacemente in un ambiente multiculturale.
  - **Casi di studio**: analizzare situazioni di vita reale per trarre insegnamenti e migliorare le pratiche.
- L'importanza del feedback:
  - **Valutazione regolare**: raccogliere il feedback dei pazienti e delle famiglie per migliorare continuamente la comunicazione.
  - **Supervisione e supporto tra colleghi**: condividere esperienze, successi e sfide per imparare gli uni dagli altri.

- Creare un ambiente favorevole alla comunicazione interculturale:
  - **Display multilingue**: garantire che le informazioni essenziali siano disponibili nelle principali lingue parlate dai pazienti.
  - **Incoraggiare la diversità del personale**: assumere personale di culture diverse può facilitare la comunicazione e il rapporto con i pazienti.
- Il futuro della comunicazione interculturale:
  - **Tecnologie e strumenti**: il crescente utilizzo della telemedicina, delle applicazioni di traduzione e di altre innovazioni tecnologiche per migliorare la comunicazione.
  - **Ricerca e sviluppo**: l'importanza della ricerca sulla comunicazione interculturale per adattare le pratiche ai cambiamenti socio-culturali.

La comunicazione interculturale è un'abilità essenziale nel mondo medico moderno, in particolare in un ambiente così diverso come i reparti di emergenza. Richiede un ascolto attento, una mente aperta e una volontà costante di imparare e adattarsi. In definitiva, una comunicazione efficace è alla base di un'assistenza medica di qualità, che garantisce la sicurezza, il rispetto e la dignità di ogni paziente.

Aspetti specifici dell'assistenza alle popolazioni vulnerabili

I servizi di emergenza svolgono un ruolo essenziale nell'assistenza alle popolazioni vulnerabili. Che si tratti di senzatetto, rifugiati, anziani, bambini, persone con disabilità o altri gruppi a rischio, l'assistenza a questi pazienti presenta sfide uniche e richiede sensibilità e formazione speciali. Questo capitolo illustra i dettagli di questa assistenza.

- Riconoscere la vulnerabilità:
    - **Definizione e tipi di vulnerabilità**: comprendere le molte sfaccettature della vulnerabilità.
    - **Fattori di rischio associati**: sociali, economici, fisiologici e psicologici.
- Le popolazioni vulnerabili e le loro esigenze specifiche:
    - **Persone senza fissa dimora**: le sfide dell'accesso alle cure, i problemi di salute specifici e il coordinamento delle cure.
    - **Rifugiati e richiedenti asilo**: trauma, barriere linguistiche e culturali e l'importanza di un'assistenza olistica.
    - **Gli anziani**: fragilità, polipatologia e necessità di una valutazione completa.
    - **Bambini**: Assistenza pediatrica, sfide comunicative e bisogni psicosociali.
    - **Persone con disabilità**: adattare l'assistenza alle loro esigenze, garantendo l'accessibilità e una comunicazione adeguata.
- Comunicazione appropriata ed empatica:
    - **Tecniche di comunicazione specifiche**: adattamento in base al tipo di vulnerabilità.
    - **Stabilire la fiducia**: l'importanza di creare un ambiente sicuro per questi pazienti.
- Approccio multidisciplinare:
    - **Coordinamento delle cure**: garantire la continuità delle cure con altri reparti e specialità.
    - **Networking**: integrazione di assistenti sociali, psicologi e altri professionisti per fornire un'assistenza completa.

- Etica medica e popolazioni vulnerabili:
  - **Consenso informato**: Assicurarsi che i pazienti comprendano le procedure, rispettando la loro autonomia.
  - **Riservatezza**: preservare la dignità e la privacy, soprattutto nelle situazioni di vulnerabilità.
- Formazione per l'assistenza alle popolazioni vulnerabili:
  - **Programmi di sensibilizzazione**: educare il personale sulle sfide specifiche associate a queste popolazioni.
  - **Esercizi e casi di studio**: consentire agli operatori sanitari di esercitarsi in un ambiente controllato.
- Strategie di prevenzione e orientamento:
  - **Individuazione precoce**: identificare i segni di vulnerabilità non appena si arriva al Pronto Soccorso.
  - **Indirizzare i pazienti alle strutture appropriate**: Assicurare un'assistenza adeguata dopo la dimissione dal Pronto Soccorso.
- Il futuro dell'assistenza alle popolazioni vulnerabili:
  - **Innovazione e best practice**: indagare e adottare nuovi metodi per migliorare l'assistenza.
  - **Politiche di salute pubblica**: l'importanza di un approccio globale per soddisfare le esigenze delle popolazioni vulnerabili.

L'assistenza alle popolazioni vulnerabili nei reparti di emergenza richiede un approccio umanistico, una formazione specifica e una stretta collaborazione tra diversi professionisti. È riconoscendo queste specificità e agendo in modo proattivo che i dipartimenti di emergenza possono davvero soddisfare le esigenze di questi pazienti e garantire la qualità e la dignità dell'assistenza.

Capitolo 10

GESTIONE DEI DISASTRI E SITUAZIONI ECCEZIONALI

Principi di base medicina delle catastrofi

La medicina delle catastrofi si erge come un faro nell'oceano tumultuoso delle situazioni estreme, illuminando la strada da seguire per gli operatori sanitari quando la norma svanisce di fronte alla grandezza dell'evento. Nata dall'esigenza di rispondere in modo efficace alle grandi crisi, siano esse causate da disastri naturali, atti di terrorismo o pandemie, questa specialità medica si basa su principi fondamentali per gestire l'inaspettato.

Il cuore della medicina delle catastrofi è il concetto di triage, un processo rigoroso per dare priorità alle cure. In un contesto in cui le risorse sono limitate e la domanda esponenziale, il triage diventa un'arte. Si tratta di determinare rapidamente quali feriti o malati necessitano di cure immediate e quali possono aspettare, al fine di salvare il maggior numero possibile di vite. Questa decisione, sebbene difficile, è essenziale per massimizzare l'efficacia della risposta medica.

Ma al di là del triage, la medicina dei disastri si basa anche su una solida organizzazione e sul coordinamento. I team medici devono funzionare come un'orchestra sincronizzata, con ogni membro che conosce perfettamente il proprio ruolo, ma che è anche in grado di adattarsi all'imprevisto. Perché questa è un'altra caratteristica della medicina dei disastri: l'incertezza è una costante e la capacità di adattarsi diventa un'abilità inestimabile.

Anche la logistica gioca un ruolo chiave. La rapida creazione di campi medici di emergenza, la fornitura di attrezzature e medicinali e il coordinamento con altre agenzie e organizzazioni costituiscono la base su cui si fonda la risposta medica.

Infine, non bisogna trascurare l'aspetto psicologico. Le vittime dei disastri, così come le persone coinvolte, possono essere profondamente colpite dall'evento. Affrontare il trauma psicologico, sostenere e accompagnare le persone, è fondamentale quanto l'assistenza fisica.

La complessità e l'importanza della medicina delle catastrofi ci ricorda che nei momenti più bui, è un approccio strutturato, riflessivo e umano che può fare la differenza e portare un barlume di speranza nel mezzo del caos.

Emergenze in situazioni di crisi: attacchi, disastri naturali...

Di fronte alla repentinità e alla portata delle situazioni di crisi, che si tratti di attentati o di disastri naturali, il mondo dei servizi di emergenza è immerso in un vortice di attività frenetiche, che riflettono l'urgenza della situazione. Questi eventi straordinari richiedono la capacità di adattarsi e rispondere rapidamente, preservando la qualità e la sicurezza delle cure.

Nel caos degli attacchi terroristici, con esplosioni e vittime multiple, o nella devastazione causata da disastri naturali come terremoti, inondazioni o uragani, i servizi di emergenza sono i primi in prima linea. La natura imprevedibile di questi eventi mette alla prova la preparazione, la resilienza e la velocità di risposta dei team medici.

La sfida principale per i servizi di emergenza è la gestione di un gran numero di vittime in un lasso di tempo molto breve. Ogni secondo è importante e il triage sta diventando un elemento centrale dell'assistenza. I feriti gravi, che richiedono un intervento immediato, vengono separati da quelli le cui condizioni sono meno critiche, massimizzando così le possibilità di sopravvivenza per il maggior numero possibile di persone.

Ma oltre all'assistenza medica immediata, queste situazioni di crisi rivelano altri aspetti altrettanto cruciali. La comunicazione, sia internamente tra gli operatori sanitari che esternamente con il pubblico, è essenziale per diffondere informazioni chiare, gestire le aspettative ed evitare il panico. Allo stesso tempo, il coordinamento con altri servizi di emergenza, sia locali che internazionali, è fondamentale per garantire una risposta coerente ed efficace.

La dimensione psicologica di queste crisi non può essere sottovalutata. Le vittime e le loro famiglie, così come le persone coinvolte, possono essere profondamente colpite dalla gravità e dalla brutalità di questi eventi. Offrire supporto psicologico, riconoscere i segnali di stress post-traumatico e garantire un follow-up a lungo termine sono tutti elementi chiave per aiutare tutti a superare queste prove.

In definitiva, se da un lato queste situazioni di crisi evidenziano la vulnerabilità della nostra società di fronte a grandi eventi, dall'altro rivelano la forza, la determinazione e la solidarietà dei team medici. Questi professionisti, spesso rischiando la propria vita, si sforzano di fornire conforto e assistenza in condizioni estreme, incarnando la dedizione incrollabile della vocazione medica.

Preparazione e formazione specifiche per queste situazioni

La preparazione alle situazioni di crisi è una ricerca continua, all'incrocio tra scienza, esperienza e strategia. Alla vigilia di un evento tragico, ogni secondo, ogni decisione e ogni azione contano, ed è qui che risiede il valore inestimabile della formazione specifica per queste situazioni.

Per gli operatori sanitari, la formazione non riguarda solo l'acquisizione di competenze mediche. Comprende un'ampia gamma di conoscenze che, se combinate, formano un approccio olistico ed efficace alla gestione delle crisi.

Simulazione e scenari pratici: la simulazione medica è uno strumento prezioso che offre agli operatori sanitari l'opportunità di esercitarsi in situazioni di emergenza in un ambiente controllato. Utilizzando scenari realistici, possono sviluppare e perfezionare le loro competenze, imparare a lavorare in team e prendere decisioni sotto pressione.

Triage e gestione di massa: le situazioni di crisi spesso richiedono un numero elevato di vittime da smistare rapidamente. La formazione specifica insegna come valutare efficacemente le condizioni di una persona, determinare il livello di assistenza necessario e dare priorità agli interventi.

Comunicazione in caso di crisi: i team medici devono imparare a comunicare efficacemente non solo tra di loro, ma anche con le vittime, le loro famiglie e i media. Una comunicazione chiara ed efficace può ridurre la confusione, la paura e il caos.

Gestione dello stress e supporto psicologico: data la gravità e la pressione insita in questi eventi, è fondamentale che i soccorritori siano addestrati a riconoscere e gestire il proprio stress, offrendo al contempo supporto psicologico alle vittime.

Protocolli e attrezzature specifiche: le situazioni di crisi possono richiedere l'utilizzo di attrezzature o protocolli specifici, dai kit di primo soccorso in caso di attacco chimico alle procedure speciali per le vittime di crolli.

Collaborazione interdisciplinare: le situazioni di crisi richiedono una risposta coordinata che coinvolga non solo i servizi medici, ma anche i servizi di emergenza, la polizia, i vigili del fuoco e altre organizzazioni. La formazione alla collaborazione interdisciplinare è quindi essenziale.

La formazione per queste situazioni specifiche è un impegno continuo. I protocolli si evolvono, emergono nuovi metodi e le lezioni apprese dagli eventi passati modellano gli approcci futuri. Investendo in questa formazione, stiamo formando una forza resiliente, esperta e pronta a rispondere, in grado di affrontare le avversità con abilità e compassione.

Capitolo 11

RICERCA CLINICA NELLE EMERGENZE

L'importanza della ricerca
in contesti di emergenza

La ricerca sull'emergenza non è semplicemente un ramo accademico della medicina; è il pilastro che guida e modella il modo in cui vengono fornite le cure di emergenza, migliorando continuamente la qualità, l'efficacia e l'innovazione degli interventi. Questa ricerca, immergendosi nell'analisi e nello studio delle situazioni di emergenza, delle malattie e dei trattamenti, diventa una leva essenziale per salvare più vite e migliorare i risultati dei pazienti.

Comprensione per un trattamento migliore: ogni situazione di emergenza è unica, ma gli schemi e le tendenze possono emergere attraverso uno studio approfondito. Documentando e analizzando questi casi, i ricercatori possono sviluppare protocolli più efficaci, perfezionare le tecniche esistenti o addirittura scoprire nuovi approcci terapeutici.

Valutazione dei protocolli: i protocolli medici non sono fissi nella pietra. Devono essere continuamente valutati e rivisti. La ricerca fornisce un quadro per verificare l'efficacia di questi protocolli, assicurando che siano basati su prove solide e adattandoli alle nuove scoperte o ai contesti in evoluzione.

Innovazione tecnologica: la tecnologia svolge un ruolo sempre più importante nella medicina d'urgenza. Che si tratti di nuove apparecchiature diagnostiche, strumenti di telemedicina o sistemi informativi avanzati, la ricerca è essenziale per valutare, migliorare e integrare queste innovazioni nella pratica quotidiana.

Formazione e istruzione: grazie alla ricerca, la formazione degli operatori sanitari può essere basata sull'evidenza, assicurando che infermieri e medici siano formati con le tecniche più efficaci e aggiornate.

Rispondere alle grandi crisi: in situazioni come pandemie, attacchi terroristici o disastri naturali, la ricerca in tempo reale diventa vitale. Ci permette di capire la situazione, di sviluppare interventi appropriati e di condividere rapidamente queste conoscenze con la comunità medica globale.

Promuovere l'etica medica: la ricerca in contesti di emergenza aiuta anche a definire e a riaffermare i principi etici in situazioni complesse, dove le decisioni devono essere prese rapidamente.

Anticipare le sfide future: La medicina d'urgenza, come tutte le discipline mediche, si evolve. La ricerca ci aiuta ad anticipare le sfide future, che siano nuove malattie, cambiamenti demografici o sviluppi sociali.

La ricerca in medicina d'urgenza è il faro che illumina la strada della medicina d'urgenza. Assicura che ogni azione, ogni decisione, ogni trattamento sia il frutto di una conoscenza approfondita, di una valutazione rigorosa e di un desiderio costante di migliorare e perfezionare l'assistenza al paziente. Nel mezzo del tumulto e dell'urgenza, è questa ricerca che offre la serenità di un'azione informata.

Partecipare a una sperimentazione clinica: ruoli e responsabilità

Partecipare a una sperimentazione clinica è un passo fondamentale nello sviluppo di nuovi farmaci, trattamenti e approcci medici. Queste sperimentazioni svolgono un ruolo centrale nell'ampliare le nostre conoscenze mediche e nel garantire che i trattamenti siano sicuri ed efficaci. Ma dietro la scienza e le statistiche c'è un'infrastruttura umana, composta da ricercatori, pazienti e molti altri attori, ognuno con ruoli e responsabilità ben definiti.

I ricercatori :
Responsabilità :
- Progettare lo studio definendo chiaramente gli obiettivi, i criteri di inclusione ed esclusione e la metodologia.
- Ottenere l'approvazione etica per garantire che la sperimentazione sia conforme agli standard etici e legali.
- Monitorare lo studio per assicurarsi che stia procedendo come previsto e, se necessario, modificarlo.
- Analizzare i dati per trarre conclusioni obiettive.

Ruoli :
- Fornire un'assistenza medica adeguata ai partecipanti.
- Informare i partecipanti in modo chiaro e trasparente sui rischi, i benefici, la conduzione dello studio e qualsiasi altra informazione rilevante.
- Garantire la riservatezza dei dati dei partecipanti.

I partecipanti:
Responsabilità :
- Fornire informazioni accurate sulla propria salute, sull'anamnesi e su qualsiasi altro fattore rilevante per lo studio.
- Segua scrupolosamente le istruzioni fornite dai ricercatori.
- Riferire eventuali anomalie o effetti collaterali osservati.
- Impegnarsi a partecipare allo studio per tutta la sua durata, salvo in caso di controindicazioni mediche o altre ragioni valide.

Ruoli :
- Svolga un ruolo attivo, facendo domande e cercando di capire tutti gli aspetti del processo.
- Partecipano volontariamente, sapendo che possono ritirarsi in qualsiasi momento senza subire conseguenze negative.
- Contribuire al progresso della scienza medica fornendo dati preziosi per lo studio.

Il comitato etico :
Responsabilità :
- Valutare la sperimentazione clinica per assicurarsi che sia eticamente e legalmente accettabile.
- Monitorare la sperimentazione per garantire che gli standard etici siano mantenuti per tutto il tempo.
- Intervenire se vengono identificati problemi etici.

Ruoli :
- Agire come guardiano degli standard etici nella ricerca medica.
- Fornire competenze di etica medica ai ricercatori e ai partecipanti.

Una sperimentazione clinica è una partnership complessa tra ricercatori, partecipanti e comitati etici. Ogni attore ha ruoli e responsabilità specifiche che, se rispettate, garantiscono la conduzione etica della ricerca e la produzione di dati di alta qualità che possono trasformare e migliorare il panorama medico per tutti.

I recenti progressi
grazie alla ricerca di emergenza

La medicina d'urgenza, in quanto campo dinamico e in costante evoluzione, ha visto molti progressi negli ultimi anni grazie alla ricerca. Questi progressi hanno permesso di migliorare la qualità dell'assistenza, accelerare gli interventi e offrire soluzioni più efficaci ai pazienti. Ecco una panoramica dei progressi più significativi della ricerca in materia di emergenza:

- **Strumenti di triage migliorati**: sono stati sviluppati algoritmi più sofisticati e basati sull'evidenza per valutare rapidamente la gravità dei pazienti all'arrivo, consentendo un'assistenza più rapida e appropriata.
- **Nuovi biomarcatori**: la scoperta di nuovi biomarcatori, come quelli che possono rilevare più rapidamente un attacco cardiaco, ha rivoluzionato il modo in cui alcuni casi vengono valutati e trattati.
- **Telemedicina**: le tecnologie di telemedicina hanno assunto un ruolo di primo piano, in particolare nella diagnosi e nella consultazione a distanza, rendendo l'assistenza più accessibile, soprattutto nelle aree remote.
- **Simulazione medica**: l'uso di manichini di simulazione ad alta fedeltà consente agli operatori sanitari di emergenza di allenarsi a gestire situazioni complesse, aumentando le loro competenze e la loro fiducia nelle situazioni reali.
- **Ecografia point-of-care**: l'ecografia portatile è diventata uno strumento essenziale per i medici di emergenza, consentendo una diagnosi rapida in situazioni in cui ogni secondo è importante.
- **Trattamenti più efficaci per l'ictus**: grazie alla ricerca, sono stati introdotti protocolli migliori per la gestione rapida dell'ictus, riducendo i danni al cervello e migliorando i risultati per i pazienti.
- **Strategie per ridurre il sovraffollamento**: sono stati sviluppati nuovi metodi per gestire il sovraffollamento nei reparti di emergenza, migliorando il flusso dei pazienti e riducendo i tempi di attesa.
- **Gestione del dolore**: grazie alla ricerca nei reparti di emergenza, sono stati proposti nuovi approcci alla

gestione del dolore acuto e cronico, con particolare attenzione alla riduzione degli oppioidi.

- **Intervento in caso di crisi psichiatrica**: sono stati sviluppati metodi di valutazione e di intervento migliori per i pazienti in crisi psichiatrica, garantendo un'assistenza più sicura e umana.
- **Gestione dell'arresto cardiaco**: la ricerca ha anche contribuito a ottimizzare le tecniche e i protocolli di rianimazione, migliorando le possibilità di sopravvivenza e i risultati a lungo termine.

La ricerca sulla medicina d'urgenza è stata la forza trainante di molti progressi che hanno plasmato la pratica moderna, rendendo l'assistenza più efficiente, rapida e incentrata sul paziente. Grazie a questi progressi, gli operatori sanitari sono meglio equipaggiati per affrontare le sfide uniche del mondo frenetico della medicina d'urgenza, e i pazienti beneficiano di un'assistenza di migliore qualità. La ricerca continua è quindi essenziale per continuare a migliorare e innovare quest'area cruciale della medicina.

Capitolo 12

PREVENZIONE ED EDUCAZIONE

Il ruolo dell'infermiera nella prevenzione

Gli infermieri sono molto più che semplici fornitori di assistenza medica. Il loro ruolo si estende anche alla prevenzione, un elemento chiave della salute pubblica. La prevenzione è uno dei pilastri della medicina moderna, in quanto mira non solo a trattare le malattie, ma soprattutto a evitare che si sviluppino in primo luogo. Ecco come gli infermieri svolgono un ruolo centrale in questo ambito:

- **Educazione e consapevolezza**: gli infermieri sono spesso il primo punto di contatto del paziente quando si tratta di problemi di salute. Come tali, informano i pazienti sulle migliori pratiche da adottare per prevenire le malattie: una dieta equilibrata, attività fisica regolare, smettere di fumare, ecc.
- **Vaccinazione**: gli infermieri svolgono un ruolo chiave nella vaccinazione, non solo somministrando i vaccini, ma anche aumentando la consapevolezza della loro importanza e rispondendo alle preoccupazioni dei pazienti.
- **Diagnosi precoce**: grazie alle loro competenze cliniche, gli infermieri possono identificare i primi segni di alcune patologie. Se necessario, indirizzano i pazienti verso esami più approfonditi.
- **Consulenza sulla salute sessuale**: gli infermieri possono anche svolgere un ruolo essenziale nella prevenzione delle malattie sessualmente trasmissibili, consigliando pratiche sessuali sicure e offrendo test di screening.
- **Prevenzione delle infezioni nosocomiali**: nelle strutture sanitarie, gli infermieri sono in prima linea quando si tratta di implementare i protocolli igienici per prevenire la diffusione delle infezioni.
- **Monitoraggio delle malattie croniche**: per i pazienti che soffrono di malattie croniche come il diabete o l'ipertensione, l'infermiera effettua un

monitoraggio regolare, consigliando la dieta e l'attività fisica e assicurandosi che assumano i farmaci giusti.

- **Consapevolezza della salute mentale**: gli infermieri sono spesso tra i primi operatori sanitari a riconoscere i segni di un problema di salute mentale. Possono quindi indirizzare il paziente verso le risorse appropriate e offrire un sostegno iniziale.
- **Prevenzione degli incidenti domestici**: gli infermieri, in particolare quelli di pediatria e geriatria, danno consigli sulla prevenzione degli incidenti domestici, come le cadute.
- **Educazione terapeutica**: gli infermieri aiutano i pazienti a comprendere la loro malattia, il trattamento prescritto e la sua importanza, migliorando così l'aderenza al trattamento e prevenendo le complicazioni.
- **Promuovere un ambiente sano**: comprendendo i determinanti sociali della salute, gli infermieri possono consigliare ai pazienti come interagire positivamente con il loro ambiente, sia attraverso l'alimentazione, l'esercizio fisico o il benessere mentale.

Gli infermieri svolgono un ruolo chiave nella prevenzione. Grazie al contatto diretto con i pazienti, alla loro formazione e alla loro dedizione, svolgono un ruolo centrale nella promozione di uno stile di vita sano, nella prevenzione delle malattie e nella sensibilizzazione alle abitudini salutari. In un'epoca in cui le malattie croniche sono in aumento e la prevenzione è più cruciale che mai, il ruolo dell'infermiera è più rilevante e necessario che mai.

Educare il pubblico sui pericoli comuni

La salute pubblica si basa in gran parte sulla prevenzione. Per garantire la sicurezza di tutti, è fondamentale educare il pubblico sui pericoli comuni. La consapevolezza collettiva può ridurre in modo significativo il rischio di incidenti e malattie. Ecco un approccio per sensibilizzare il pubblico su alcuni pericoli comuni:

- Fumo e alcolismo :
    - **Comunicare le conseguenze**: evidenziare i pericoli del fumo e dell'alcolismo, come le malattie cardiache, il cancro e le malattie del fegato.
    - **Offrire alternative**: offrire programmi di cessazione del fumo o attività di gruppo per coloro che cercano di ridurre il consumo di alcol.
- Sicurezza stradale :
    - **Guida responsabile**: sensibilizzare sulla necessità di indossare le cinture di sicurezza, sul divieto di usare il cellulare al volante e sui pericoli della guida sotto l'effetto di alcol o droghe.
    - **Prevenzione per i pedoni**: fornire consigli sugli attraversamenti pedonali, sull'importanza della visibilità notturna e sulle aree ad alto rischio.
- Prevenzione delle cadute :
    - **A casa**: si concentri sulla sicurezza dei tappeti, sull'illuminazione adeguata e sull'utilizzo di ausili come i corrimano.
    - **All'aperto**: educare le persone sull'importanza di indossare calzature adeguate, soprattutto in inverno.
- Alimentazione sana :
    - **Evitare le intossicazioni alimentari**: Offrire seminari sulla conservazione e la cottura degli alimenti.
    - **Promuovere una dieta equilibrata**: incoraggiare il consumo di frutta e verdura e la riduzione degli alimenti trasformati.

- Sicurezza in acqua :
    - **Imparare a nuotare**: offrire lezioni di nuoto per tutte le età.
    - **Equipaggiamento di sicurezza**: promuovere l'uso di giubbotti di salvataggio e la cautela in prossimità di acque profonde o correnti.
- Esposizione al sole :
    - **Protezione solare**: educare le persone all'uso di creme solari, alla necessità di indossare cappelli e indumenti protettivi e alle ore di esposizione da evitare.
    - **Pericoli dei raggi UV**: sensibilizzare sul rischio di cancro alla pelle e di cataratta.
- Uso di farmaci :
    - **Rispettare le prescrizioni**: informare le persone sull'importanza di seguire le raccomandazioni mediche e di non condividere i farmaci.
    - **Conservazione sicura**: sensibilizzare sull'importanza di tenere i farmaci fuori dalla portata dei bambini.
- Prevenzione delle infezioni :
    - **Igiene delle mani**: educare le persone sull'importanza di lavarsi regolarmente le mani.
    - **Vaccinazione**: sensibilizzare sull'importanza dei vaccini nella prevenzione di alcune malattie gravi.
- Sicurezza digitale :
    - **Protezione dei dati**: informare le persone sui pericoli delle truffe online e sulla necessità di proteggere i propri dati personali.
    - **Uso responsabile**: sensibilizzare, soprattutto i giovani, sui pericoli del cyberbullismo.
- Prevenzione di morsi e punture:
    - **Animali domestici**: educare le persone sull'importanza di non disturbare gli animali mentre mangiano o dormono.

- **Insetti e parassiti**: Promuova l'uso di repellenti e di indumenti appropriati per proteggersi da zecche e zanzare.

Sensibilizzando l'opinione pubblica su questi pericoli comuni, possiamo sperare di ridurre in modo significativo il numero di incidenti, malattie e decessi. L'educazione è il primo passo verso una società più sicura e più sana.

Lavorare con le comunità per le iniziative di prevenzione

Una delle chiavi del successo della prevenzione è la collaborazione tra gli operatori sanitari e le comunità stesse. Lavorare fianco a fianco con le comunità significa che i messaggi di prevenzione possono essere adattati alla realtà e alle esigenze specifiche di ogni comunità. Ecco uno schema di ciò che tale collaborazione potrebbe comportare:

1. Comprendere la comunità :
È fondamentale conoscere i dati demografici, le abitudini, le credenze e i comportamenti specifici di ogni comunità. Organizzare incontri, interviste e gruppi di discussione può aiutare a identificare questi elementi.

2. Identificazione dei leader della comunità:
Ogni comunità ha dei leader naturali o ufficiali che svolgono un ruolo chiave nella mobilitazione dei membri. Possono essere leader religiosi, insegnanti, consiglieri locali o altre figure influenti.

3. Creazione di partenariati locali:
La collaborazione con le organizzazioni locali, le scuole, le aziende, le associazioni e i gruppi religiosi è essenziale per

ottenere il massimo impatto. Questi partner possono fornire risorse, volontari e canali di comunicazione.

4. Progettazione di programmi adattati:
I programmi di prevenzione devono essere adattati alle esigenze specifiche della comunità. Se una comunità è particolarmente colpita dal diabete, ad esempio, un programma di prevenzione potrebbe concentrarsi sull'alimentazione e sull'attività fisica.

5. Organizzazione di workshop e corsi di formazione:
Queste sessioni possono riguardare una varietà di argomenti, dalla RCP (rianimazione cardiopolmonare) alla sicurezza stradale e alla prevenzione delle malattie infettive.

6. Campagne di sensibilizzazione:
Utilizzi tutti i mezzi di comunicazione disponibili, dagli opuscoli ai social media, per diffondere informazioni rilevanti. Coinvolgere i giovani nella creazione di contenuti, come video o poster, può essere particolarmente efficace.

7. Valutazione e feedback :
Una volta implementate le iniziative, è fondamentale misurarne l'efficacia. Questo può essere fatto attraverso sondaggi, interviste o osservazioni. Il feedback dei membri della comunità è essenziale per adattare e migliorare i programmi.

8. Celebrare il successo:
Il riconoscimento e la celebrazione dei progressi rafforzano la coesione della comunità e incoraggiano l'impegno continuo. Questo può avvenire attraverso cerimonie, premi o giornate comunitarie.

9. Garantire la sostenibilità:
Affinché un'iniziativa sia sostenibile, è importante coinvolgere la comunità nella sua gestione e nel suo

finanziamento. In questo modo si rafforza il senso di appartenenza e si garantisce che il programma continuerà anche senza un intervento esterno.

In definitiva, lavorare con le comunità sulle iniziative di prevenzione non significa solo diffondere informazioni. Si tratta di creare partnership solide, ascoltare e rispondere alle esigenze specifiche di ogni comunità. Si tratta di un investimento a lungo termine che, se fatto bene, può portare a miglioramenti significativi nella salute e nel benessere.

Capitolo 13

BENESSERE FISICO E L'ERGONOMIA SUL LAVORO

Rischi fisici dal lavoro all'emergenza

Il pronto soccorso è un ambiente particolarmente impegnativo per il corpo e la mente. Gli infermieri e il personale medico che vi lavorano devono affrontare una serie di rischi fisici derivanti dalla natura stessa del loro lavoro. Diamo un'occhiata più da vicino agli aspetti inerenti a questo particolare ambiente professionale.

1. Esposizione a malattie infettive: i dipartimenti di emergenza vedono quotidianamente pazienti con una varietà di condizioni, comprese le infezioni trasmissibili. I lavoratori possono essere esposti a virus come l'HIV, l'epatite B e C, la tubercolosi, l'influenza e, più recentemente, a virus come il COVID-19.

2. Lesioni muscoloscheletriche: i movimenti ripetitivi, come il sollevamento o lo spostamento dei pazienti, possono provocare tensioni e lesioni. Gli infermieri possono soffrire di mal di schiena, tendinite o altri disturbi legati alla manipolazione regolare dei pazienti o delle attrezzature.

3. Tagli e punture di aghi: strumenti affilati, aghi e altre attrezzature mediche rappresentano un rischio di lesioni. Una puntura accidentale può portare alla trasmissione di malattie infettive.

4. Rischi chimici: i farmaci, i disinfettanti e altri prodotti chimici utilizzati nel reparto di emergenza possono essere tossici se entrano in contatto diretto con il paziente o se vengono inalati.

5. Esposizione alle radiazioni: Sebbene gli esami radiologici vengano eseguiti di routine in altre parti dell'ospedale, il personale del pronto soccorso può essere esposto accidentalmente, soprattutto se è presente durante le procedure di emergenza che richiedono l'uso di raggi X.

6. Aggressione fisica: purtroppo, a volte i reparti di emergenza possono essere teatro di violenza. I pazienti sotto l'influenza di droghe o alcol, o quelli estremamente stressati o ansiosi, possono diventare aggressivi.

7. Stanchezza fisica: i lunghi orari di lavoro, i turni notturni e il ritmo incessante del lavoro possono portare a un'estrema stanchezza fisica, aumentando il rischio di errori medici e di lesioni personali.

8. Rischi ambientali : Pavimenti bagnati o contaminati, cavi elettrici e spazi disordinati possono presentare rischi di cadute o incidenti per il personale.

Ciascuno dei rischi sopra elencati richiede misure preventive specifiche, sia attraverso la formazione, i dispositivi di protezione personale, i protocolli di intervento o la sensibilizzazione continua. È fondamentale che gli ospedali e i servizi di emergenza riconoscano questi rischi e facciano tutto il possibile per proteggere il loro personale, poiché la loro sicurezza è intrinsecamente legata alla qualità dell'assistenza che forniscono.

Consigli ergonomici
per l'assistenza infermieristica

L'ergonomia, lo studio dell'efficienza e della sicurezza dell'ambiente di lavoro, è di fondamentale importanza nell'infermiera. Di fronte a compiti fisicamente impegnativi, alla necessità di movimenti ripetitivi e alla pressione del tempo, l'ergonomia diventa fondamentale per prevenire le lesioni e garantire un comfort ottimale durante il lavoro.

Ecco alcuni consigli ergonomici per l'assistenza infermieristica:

1. Utilizzi una buona meccanica del corpo:
   - Quando solleva o sposta un paziente, tenga la schiena dritta, pieghi le ginocchia e usi la forza delle gambe piuttosto che della schiena.
   - Eviti di piegarsi o allungarsi inutilmente; si avvicini invece a ciò che le serve.

2. Attrezzatura adatta :
   - Utilizzi ausili di sollevamento, come imbragature o letti regolabili, per aiutare a spostare i pazienti.
   - Si assicuri che le sedie e le postazioni di lavoro siano all'altezza giusta per evitare posture scomode.

3. Pausa e allungamento:
   - Faccia regolarmente delle brevi pause per fare stretching e muoversi, soprattutto se rimane nella stessa posizione per molto tempo.
   - Lo stretching regolare di braccia, gambe, collo e schiena può aiutare a prevenire la tensione.

4. Adattarsi all'ambiente :
   - Rimuova gli ostacoli dal terreno per ridurre il rischio di inciampare.
   - Collochi regolarmente gli oggetti pesanti o di uso frequente ad un'altezza compresa tra l'anca e il torace, per evitare di chinarsi o allungarsi.

5. Calzature adatte:
   - Indossi scarpe comode e ben aderenti, con un buon supporto, per ridurre l'affaticamento e il rischio di caduta.

6. Formazione e consapevolezza:
   - Partecipi ai corsi di formazione sull'ergonomia progettati specificamente per l'Infermiera.

- Si tenga aggiornato sulle ultime ricerche e raccomandazioni sull'ergonomia nel settore medico.

7. Attrezzatura ergonomica :
   - Utilizzi carrelli, tavoli e altre attrezzature progettate per ridurre lo sforzo fisico.
   - Pensi a tastiere o mouse ergonomici se passa molto tempo davanti al computer.

8. Regolare il ritmo di lavoro :
   - Se possibile, alterni compiti pesanti con altri più leggeri, per consentire al suo corpo di recuperare.
   - Sia consapevole dei propri limiti; non abbia paura di chiedere aiuto quando ne ha bisogno.

9. Condividere l'esperienza:
   - Discuta le sfide e le soluzioni ergonomiche con i suoi colleghi per condividere le conoscenze.
   - Condivida i consigli che funzionano per lei e impari dall'esperienza degli altri.

L'ergonomia non è solo una questione di comfort, ma una vera e propria necessità per garantire la sicurezza e il benessere degli infermieri. Seguendo questi consigli e ascoltando il proprio corpo, gli infermieri possono ridurre il rischio di lesioni e godere di una carriera più lunga e soddisfacente.

Mantenere una buona salute fisica a lungo termine

La salute fisica è la pietra miliare di una vita equilibrata e vissuta appieno. Mantenerla è essenziale per la nostra capacità di goderci la vita, adempiere ai nostri obblighi e superare le sfide. La chiave sta in un approccio proattivo, continuo e integrato. Ecco alcuni consigli per garantire una buona salute fisica a lungo termine:

1. Mangiare una dieta equilibrata:
   - Mangia una dieta ricca di frutta, verdura, cereali integrali, proteine magre e fonti di grassi sani.
   - Eviti il consumo eccessivo di zuccheri, grassi saturi e sale.

2. Eserciti regolarmente:
   - Trovi un'attività che le piace, che sia camminare, nuotare, ballare, fare yoga o qualsiasi altro sport.
   - Cerchi di fare almeno 150 minuti di attività moderata alla settimana.

3. Preservare il sonno :
   - Cerchi di dormire dalle 7 alle 9 ore a notte.
   - Adotti una routine regolare per alzarsi e andare a letto, anche nel fine settimana.
4. Gestire lo stress :
   - Identifichi le fonti di stress nella sua vita e cerchi dei modi per ridurle o eliminarle.
   - Pratica la meditazione, la respirazione profonda o altre tecniche di rilassamento.

5. Evitare comportamenti rischiosi:
   - Eviti l'abuso di alcol, il fumo e le droghe.
   - Guidi con prudenza e indossi sempre la cintura di sicurezza.

6. Sottoporsi a controlli regolari:
   - Si rivolga regolarmente al suo medico per controlli ed esami preventivi.
   - Non ignori i segni o i sintomi insoliti.

7. Si prenda cura della sua salute mentale:
   - La salute mentale ha una forte influenza sulla salute fisica. Parli dei suoi sentimenti e non esiti a cercare un aiuto professionale, se necessario.

8. Rimanga idratato:
   - Beva almeno 2 litri di acqua al giorno, più se è attivo o fa caldo.

9. Limitare l'esposizione alle tossine:
   - Riduca l'uso di prodotti chimici in casa.
   - Eviti di respirare gli inquinanti atmosferici, sia il fumo passivo che l'inquinamento industriale.

10. Mantenere la sua vita sociale:
   - Una vita sociale soddisfacente è legata a una migliore salute fisica. Si circondi di persone positive e rimanga attivo nella sua comunità.

Adottando queste abitudini salutari, crea una solida struttura per una lunga vita piena di vitalità e benessere. Si ricordi che mantenere una buona salute è più facile che guarire da una malattia o da un infortunio. Il suo corpo è il suo bene più prezioso; lo tratti con il rispetto e la cura che merita.

Capitolo 14

ASPETTI
LEGALI
E
RESPONSABILITÀ

Comprendere la responsabilità legale come infermiera

Il ruolo dell'infermiera non comporta solo competenze mediche e compassione per il benessere dei pazienti, ma anche una conoscenza approfondita delle sue responsabilità legali. Queste responsabilità garantiscono la sicurezza del paziente, la qualità dell'assistenza fornita e la tutela dei diritti di tutte le persone coinvolte. Ecco una panoramica dei principali aspetti delle responsabilità legali degli infermieri.

1. Dovere di diligenza:
   - In qualità di Infermiera, ha il dovere professionale di fornire ai pazienti un'assistenza competente e adeguata. Ciò comporta il rispetto dei protocolli medici, delle linee guida cliniche e degli standard etici della professione.

2. Consenso informato :
   - I pazienti hanno il diritto di conoscere e comprendere i trattamenti che vengono loro proposti, nonché i potenziali rischi associati. Gli infermieri devono assicurarsi che i pazienti abbiano dato il loro consenso informato prima di qualsiasi procedura medica.

3. Riservatezza :
   - Gli Infermieri sono tenuti a proteggere la riservatezza delle informazioni mediche dei loro pazienti. La divulgazione di informazioni senza un adeguato consenso, tranne in circostanze eccezionali previste dalla legge, può comportare conseguenze legali.

4. Trascuratezza :
   - Se un'infermiera viene meno al suo dovere di assistenza, causando un danno al paziente, può

essere ritenuta responsabile per negligenza. Questo può avere gravi conseguenze, sia dal punto di vista professionale che legale.

5. Somministrazione di farmaci:
   • La somministrazione errata di farmaci o il mancato monitoraggio degli effetti collaterali possono comportare conseguenze legali. Gli infermieri devono seguire rigorosamente le linee guida mediche e i protocolli stabiliti.

6. Documentazione precisa:
   • Le cartelle cliniche svolgono un ruolo essenziale nell'erogazione delle cure. Una documentazione errata o incompleta non solo può influire sulla qualità delle cure, ma può anche comportare responsabilità legali.

7. Conoscenza delle leggi e dei regolamenti:
   • Gli infermieri devono essere consapevoli delle leggi e dei regolamenti locali, regionali e nazionali che regolano la loro professione. Ciò include la conoscenza delle linee guida sui diritti dei pazienti, sulle cure di fine vita, sugli abusi, ecc.

8. Difendere i diritti dei pazienti :
   • Gli infermieri hanno il dovere di difendere e proteggere i diritti dei loro pazienti, in particolare in termini di dignità, autonomia e riservatezza.

9. Segnalazione degli incidenti:
   • Se si verifica un incidente o un'irregolarità, l'infermiera è spesso tenuta, a seconda della giurisdizione, a segnalarlo alla direzione o alle autorità competenti.

10. Mantenere la competenza:
- In generale, la legge prevede che gli infermieri continuino a formarsi nel corso della loro carriera, per garantire che le loro competenze e conoscenze siano aggiornate.

Comprendere e rispettare queste responsabilità legali è essenziale non solo per la sicurezza e il benessere dei pazienti, ma anche per la protezione degli stessi Infermieri. In un mondo medico in continua evoluzione, è indispensabile tenersi al passo con i cambiamenti legislativi ed etici per fornire la migliore assistenza possibile.

Documentazione medica: importanza e buone pratiche

La documentazione medica è al centro del processo di cura. Fornisce un quadro chiaro della storia medica del paziente, contribuendo a garantire la continuità e la qualità delle cure. Una documentazione attenta, completa e accurata è essenziale non solo per proteggere i pazienti, ma anche per proteggere gli operatori sanitari da potenziali responsabilità legali. Vediamo l'importanza della documentazione medica e le migliori pratiche da adottare.

L'importanza della documentazione medica:
- **Continuità dell'assistenza**: la documentazione medica consente a tutti gli operatori sanitari di comprendere in modo rapido e accurato l'anamnesi del paziente, le terapie in corso ed eventuali allergie o controindicazioni.
- **Comunicazione**: facilita la comunicazione tra i vari professionisti medici coinvolti, come medici, infermieri, farmacisti e altri specialisti.

- **Decisioni cliniche**: avere accesso a cartelle cliniche complete aiuta gli operatori sanitari a prendere decisioni informate e ad evitare potenziali errori.
- **Protezione legale**: in caso di controversia, la documentazione medica serve come prova oggettiva dell'assistenza al paziente.
- **Ricerca e formazione**: le cartelle cliniche sono risorse essenziali per la ricerca clinica, che ci permettono di migliorare costantemente l'assistenza che forniamo.

Buona pratica nella documentazione medica:
- **Precisione**: si assicuri di inserire tutte le informazioni in modo accurato, senza tralasciare alcun dettaglio importante.
- **Completezza**: non lasci nessun campo vuoto. Se qualche informazione è sconosciuta o non applicabile, lo annoti chiaramente.
- **Leggibilità**: che sia scritta a mano o digitale, si assicuri che la documentazione sia leggibile. Informazioni poco leggibili possono portare a errori medici.
- **Obiettività**: registrare solo i fatti ed evitare giudizi o interpretazioni soggettive.
- **Aggiornamenti**: Si assicuri che la sua cartella clinica sia regolarmente aggiornata, in particolare in caso di modifiche del trattamento, di cambiamenti dei sintomi o dei risultati degli esami.
- **Riservatezza**: le cartelle cliniche contengono informazioni sensibili. Si assicuri che siano conservate in modo sicuro e che solo le persone autorizzate possano accedervi.
- **Firma e data**: ogni voce della cartella clinica deve essere firmata e datata, per garantire che le informazioni possano essere rintracciate.

- **Utilizzi una terminologia medica appropriata**: questo assicura che le informazioni siano accurate e chiare.
- **Correggere gli errori**: se viene commesso un errore, non cancelli mai o utilizzi un correttore. Tracci una linea singola attraverso l'errore, scriva la correzione accanto ad essa e firmi e daterà la modifica.
- **Conservazione**: conservare le cartelle cliniche per tutto il tempo richiesto dalle leggi e dai regolamenti locali.

La documentazione medica è molto più di una semplice formalità amministrativa. È centrale per l'assistenza medica, in quanto assicura la sicurezza e il benessere del paziente e garantisce la qualità delle cure. L'adozione e il mantenimento di buone pratiche di documentazione è quindi una responsabilità cruciale per tutti gli operatori sanitari.

Gestione dei reclami e delle controversie

Nel mezzo del trambusto e della complessità dei servizi di emergenza, gli infermieri si trovano spesso a confrontarsi con pazienti, famiglie e persino colleghi scontenti. Queste lamentele e controversie possono derivare da una serie di situazioni, da semplici malintesi a errori medici. Gestire bene questi incidenti è essenziale, non solo per mantenere un'atmosfera di lavoro tranquilla, ma anche per garantire la fiducia e la sicurezza dei pazienti.

Cause di reclami e controversie :
- **Aspettative non soddisfatte**: I pazienti e le loro famiglie possono avere aspettative sui tempi di attesa, sull'assistenza fornita o sui risultati del trattamento.

- **Comunicazione insufficiente o inadeguata**: un paziente poco informato può sentirsi insoddisfatto o addirittura ansioso.
- **Errori medici**: anche se rari, gli errori possono avere gravi conseguenze fisiche e psicologiche.
- **Complicazioni impreviste**: anche con una cura adeguata, possono sorgere complicazioni, che portano a frustrazione e insoddisfazione.

Gestire i reclami in modo efficace:
- **Ascolto attivo**: si prenda il tempo necessario per ascoltare il reclamante senza interromperlo. Lasci che esprimano le loro preoccupazioni o la loro rabbia. Spesso, essere ascoltati può allentare la tensione.
- **Empatia**: mostrare comprensione ed empatia per le preoccupazioni del paziente o della sua famiglia. Un semplice "capisco perché è arrabbiato" può fare una grande differenza.
- **Non si metta sulla difensiva**: anche se non è d'accordo, eviti di mettersi sulla difensiva. Questo può peggiorare la situazione.
- **Chiarire**: chiedere dettagli per capire la natura del problema. Faccia domande aperte.
- **Fornire una risposta**: fornire spiegazioni chiare, oneste e concrete. Se è stato commesso un errore, lo ammetta e si scusi.
- **Risolvere**: se possibile, proporre soluzioni o misure correttive per affrontare i problemi.
- **Documento**: prenda nota di tutti i dettagli del reclamo e della risposta fornita. Questo può essere fondamentale in caso di escalation o di successiva controversia.

Gestione delle controversie formali :
- **Consultare il proprio manager di riferimento**: informare sempre il proprio manager di riferimento della situazione e seguire le procedure interne.

- **Documentazione dettagliata**: si assicuri che tutti gli aspetti dell'assistenza e del reclamo siano accuratamente documentati. Questo può essere utilizzato come prova, se necessario.
- **Collaborare con l'ufficio legale**: se la situazione degenera in un contenzioso, collabori strettamente con l'ufficio legale della sua azienda per assicurarsi di essere adeguatamente protetto e consigliato.
- **Mediazione**: in alcuni casi, la mediazione può essere utile per risolvere le controversie in modo amichevole.

Per prevenire reclami e controversie:
- **Migliorare la comunicazione**: una buona comunicazione con i pazienti e le loro famiglie può prevenire molti malintesi.
- **Formazione continua**: una formazione regolare sulle competenze interpersonali, sull'etica medica e sui protocolli clinici può ridurre gli errori e le incomprensioni.

Non dimentichi mai che ogni reclamo o controversia è un'opportunità di apprendimento. Possono rivelare aree di miglioramento, portando a una migliore assistenza per tutti i pazienti in futuro.

Capitolo 15

FORMAZIONE CONTINUA E SVILUPPO DELLA CARRIERA

Formazione durante la carriera

• Formazione specializzata

La medicina d'urgenza è un campo vasto e complesso, che richiede competenze e preparazione specifiche. Come professionisti in prima linea, gli infermieri sono spesso esposti a una varietà di casi, dai meno complessi ai più critici. Ecco perché è disponibile un'ampia gamma di corsi di formazione specializzati per migliorare le loro conoscenze e competenze.

1. Formazione avanzata per l'assistenza in caso di emergenza:
   • **ALS (Advanced Life Support)**: Questa formazione essenziale si concentra sulla rianimazione cardiopolmonare avanzata, fornendo agli infermieri gli strumenti necessari per gestire le emergenze pericolose per la vita.
   • **ATLS (Advanced Trauma Life Support)**: Incentrato sulla gestione del paziente traumatizzato, offre una metodologia sistematica per la valutazione e il trattamento delle lesioni.
2. Formazione pediatrica :
   • **PALS (Pediatric Advanced Life Support)**: Questo corso si concentra sulla gestione delle emergenze a rischio di vita nei bambini e nei neonati.
   • **ENPC (Emergency Nursing Pediatric Course)**: Un programma pensato per gli infermieri per affinare le loro competenze nella valutazione e nel trattamento dei bambini in situazioni di emergenza.
3. Competenze specialistiche in materia di maternità:
   • **NRP (Neonatal Resuscitation Programme)**: mirata alla rianimazione neonatale, questa formazione è essenziale per gli infermieri che lavorano nelle unità di emergenza con un'alta presenza ostetrica.

4. Gestione delle emergenze psichiatriche:
   • **CPI (Crisis Prevention Institute)**: Prepara gli infermieri a interagire efficacemente con i pazienti in crisi psichiatrica, offrendo tecniche di de-escalation.
5. Specializzazione in cardiologia :
   • **ACLS (Advanced Cardiac Life Support)**: Questa formazione avanzata si concentra sulla rianimazione cardiaca, sul trattamento dell'arresto cardiaco e di altre emergenze cardiovascolari.
6. Formazione in tossicologia :
   • I corsi specifici possono formare gli infermieri a identificare e trattare le overdose, gli avvelenamenti e altre emergenze tossiche.
7. Formazione in tecniche di emergenza avanzate:
   • Queste includono competenze come il posizionamento di linee venose centrali, l'intubazione di emergenza e l'uso di attrezzature specifiche.
8. Formazione manageriale e di leadership:
   • Per coloro che cercano di fare carriera, la formazione in gestione del team, leadership o gestione delle crisi può essere utile.
9. Ulteriori corsi di formazione e workshop pratici:
   • Le innovazioni mediche e i progressi tecnologici fanno sì che le conoscenze debbano essere aggiornate regolarmente. I laboratori pratici e le simulazioni sono modi eccellenti per migliorare e aggiornare le competenze.

Per gli infermieri, seguire uno o più di questi corsi di specializzazione non significa solo ampliare la propria gamma di competenze, ma anche migliorare la qualità dell'assistenza ai pazienti. Nel ritmo frenetico dell'assistenza d'emergenza, queste competenze possono fare la differenza tra la vita e la morte, e garantire che i pazienti in difficoltà ricevano la migliore assistenza possibile.

• Ulteriori qualifiche e diplomi

Il mondo frenetico e imprevedibile delle emergenze mediche richiede agli infermieri non solo una solida base di competenze cliniche, ma anche un impegno costante per approfondire e aggiornare le loro conoscenze. Fortunatamente, esistono molte certificazioni e lauree aggiuntive che consentono agli infermieri di specializzarsi ulteriormente e di distinguersi nella loro professione.

1. Certificazione in Infermiera d'emergenza (CEN) :
Progettata specificamente per gli infermieri di emergenza, questa certificazione riconosce l'eccellenza nell'assistenza ai pazienti in situazioni di emergenza. Copre aree come la cardiologia, la traumatologia, la pediatria e molte altre.

2. Certificazione come operatore in terapia intensiva (CCRN) :
Sebbene sia destinata principalmente agli infermieri di terapia intensiva, questa certificazione è preziosa anche per coloro che lavorano nei reparti di emergenza, in quanto si occupa della cura di pazienti gravemente malati o instabili.

3. Certificazione in Infermiera di volo (CFRN) :
Per gli infermieri che partecipano alle missioni di evacuazione medica in elicottero o in aereo, questa certificazione copre tutti gli aspetti del trasporto aereo dei pazienti.

4. Certificazione in Infermiera di Emergenza Pediatrica (CPEN):
Si concentra in particolare sulla gestione dei pazienti pediatrici in un contesto di emergenza, una competenza essenziale date le differenze anatomiche e fisiologiche tra adulti e bambini.

5. Diploma universitario in gestione del dolore:
Poiché il dolore è uno dei disturbi più comuni nei dipartimenti di emergenza, questa formazione specializzata consente agli infermieri di acquisire competenze avanzate nella valutazione e nella gestione del dolore.

6. Diploma in cura delle ferite e stomia:
Per gli infermieri che desiderano specializzarsi nella gestione di ferite, stomie e continenza.

7. Certificazione nella gestione dei casi:
Prepara gli infermieri a coordinare l'assistenza ai pazienti in modo olistico, tenendo conto non solo delle esigenze mediche, ma anche di quelle psicosociali, finanziarie e comunitarie.

8. Diploma universitario in psichiatria d'urgenza:
La gestione dei pazienti in crisi psichiatrica è un aspetto cruciale dell'assistenza d'emergenza e questo corso di formazione fornisce strumenti specialistici per un intervento efficace.

9. Certificazioni nella ricerca clinica:
Per gli infermieri interessati al campo della ricerca, queste certificazioni offrono una formazione sulle metodologie di ricerca, sull'etica e su altri aspetti della conduzione di studi clinici.

10. Formazione alla leadership e alla gestione:
Programmi che preparano gli infermieri a ricoprire ruoli di leadership, come supervisori, manager o educatori.

Investendo in queste certificazioni e diplomi aggiuntivi, gli infermieri non solo migliorano le proprie competenze, ma contribuiscono anche ad aumentare gli standard di assistenza all'interno del reparto di emergenza. Queste qualifiche dimostrano un impegno verso l'eccellenza professionale e garantiscono un'assistenza ottimale ai pazienti in situazioni di emergenza.

Prospettive di carriera

• Diventare capo infermiera

Diventare capo infermiere nel reparto di emergenza è una progressione naturale per molti infermieri esperti, che segna il passaggio dall'assistenza diretta a una posizione di leadership e gestione. L'Infermiera Capo svolge un ruolo vitale nel coordinamento delle cure, nella gestione delle risorse e nella direzione strategica del Pronto Soccorso. È un ruolo impegnativo, ma anche incredibilmente gratificante.

Il percorso verso la leadership :
Il viaggio verso il ruolo di Infermiera Capo di solito inizia sul campo. Gli anni trascorsi a fornire assistenza diretta ai pazienti forgiano una comprensione intima delle sfide e delle esigenze del reparto. Questa esperienza è essenziale per prendere decisioni informate come leader.

Competenze e qualità richieste:
Oltre alle competenze cliniche, un leader infermiere deve avere capacità di gestione, comunicazione e leadership. La capacità di gestire i team, risolvere i conflitti, pianificare strategicamente e garantire una comunicazione fluida è fondamentale.

Responsabilità:
Un caposala in genere supervisiona tutto il personale infermieristico del reparto, gestisce gli orari, coordina la formazione continua, funge da collegamento tra il personale infermieristico e la direzione dell'ospedale e svolge un ruolo attivo nelle decisioni strategiche e di bilancio.

Formazione e istruzione :
Sebbene l'esperienza clinica sia fondamentale, spesso si raccomanda una formazione aggiuntiva in gestione o amministrazione. Molti leader infermieri conseguono un master in amministrazione infermieristica o in gestione sanitaria per affinare le loro capacità di leadership.

Sfide e ricompense :
Sebbene il ruolo di caposala possa essere stressante, con la pressione del processo decisionale e la responsabilità di un intero reparto, è anche estremamente gratificante. Favorire una cultura positiva, promuovere l'eccellenza nell'assistenza e vedere il suo team prosperare sono tutti aspetti gratificanti del lavoro.

Il futuro del ruolo:
Con la costante evoluzione del mondo medico, il ruolo del caposala è destinato ad evolversi. La tecnologia, le innovazioni mediche e i cambiamenti nella gestione dell'assistenza sanitaria richiederanno un adattamento e una formazione continui.

Diventare infermiere capo è un obiettivo ambizioso, ma per coloro che sono pronti alla sfida, è un'opportunità per fare la differenza nella qualità dell'assistenza fornita nei dipartimenti di emergenza e nella vita dei loro colleghi infermieri.

• Possibili specializzazioni

Il mondo dell'infermiera è vasto e la medicina d'urgenza è solo una delle tante specialità in cui un infermiere può specializzarsi. Mentre il reparto di emergenza offre una formazione solida e versatile, ci sono altre aree in cui gli infermieri possono affinare le loro capacità e sviluppare competenze particolari. Ecco una panoramica delle possibili specializzazioni dopo l'esperienza nel reparto di emergenza:

1. Terapia intensiva :
Gli infermieri specializzati in terapia intensiva si occupano di pazienti gravemente malati o instabili che richiedono un monitoraggio costante. Questo ruolo richiede una profonda conoscenza della fisiologia umana e una padronanza delle attrezzature mediche avanzate.

2. Cardiologia :
Gli infermieri specializzati in cardiologia si occupano dei pazienti affetti da malattie cardiache. Possono lavorare nelle unità di cura coronarica, nei laboratori di cateterizzazione o nelle cliniche specializzate.

3. Pediatria :
Gli infermieri pediatrici sono specializzati nell'assistenza ai bambini dalla nascita all'adolescenza. Devono comprendere le specificità dello sviluppo e della crescita di questa popolazione.

4. Ostetricia e ginecologia :
Qui le infermiere si concentrano sulla salute riproduttiva delle donne, sulla gravidanza, sul parto e sull'assistenza post-parto.

5. Psichiatria :
In questo campo, gli infermieri lavorano con i pazienti che soffrono di disturbi mentali o di dipendenza, in ospedale o in regime ambulatoriale.

6. Oncologia :
Gli infermieri di oncologia sono specializzati nell'assistenza ai pazienti oncologici, compresa la somministrazione della chemioterapia e la gestione dei sintomi.

7. Traumatologia :
Questa specialità si concentra sulla cura dei pazienti che hanno subito un trauma maggiore, sia accidentale che intenzionale.

8. Geriatria :
Gli infermieri geriatrici si concentrano sull'assistenza agli anziani, tenendo conto degli aspetti unici dell'invecchiamento.

9. Ricerca clinica :
Gli infermieri ricercatori progettano e realizzano studi clinici per testare nuovi interventi medici.

10. Istruzione :
Gli infermieri educatori insegnano ai futuri professionisti della salute, sia nelle scuole per infermieri, sia negli ospedali o nelle università.

11. Gestione :
Alcuni infermieri scelgono di passare a posizioni dirigenziali, supervisionando team, unità o addirittura interi stabilimenti.

12. Salute della comunità :
Questi infermieri lavorano al di fuori degli ospedali, in cliniche comunitarie, scuole o case, concentrandosi sulla prevenzione e sull'educazione.

Ogni specializzazione ha le sue sfide e i suoi vantaggi, ma tutte consentono agli infermieri di dare un contributo significativo alla salute e al benessere dei pazienti. Spesso è consigliabile seguire una formazione e una certificazione specifica per ciascuna di queste specializzazioni, per garantire una pratica competente e aggiornata.

Capitolo 16

ALCUNI ESEMPI DI TESTIMONIANZE E ANEDDOTI DAL CAMPO

Giorni indimenticabili:
Racconti di situazioni estreme

La vita in un reparto di emergenza è imprevedibile. Ogni giorno porta con sé la sua parte di sfide, emozioni e momenti che lasciano un'impressione duratura sugli infermieri. Ecco alcune storie che illustrano la gamma di situazioni estreme che gli infermieri possono affrontare:

La notte dell'incidente dell'autobus:
Era una serata tipica quando suonò il campanello di emergenza. Un autobus pieno di studenti di ritorno da una gita scolastica era stato coinvolto in un grave incidente sull'autostrada. Le ambulanze stavano arrivando, trasportando adolescenti in stato di shock, insegnanti gravemente feriti e passeggeri di altri veicoli coinvolti. Il team di emergenza si è mobilitato come un'unità affiatata, occupandosi del triage e del trattamento dei pazienti, facendo appello a risorse interne ed esterne, mentre gestiva l'angoscia delle famiglie e degli amici che arrivavano in cerca di notizie. Si è trattato di un duro promemoria della fragilità della vita e dell'importanza di una squadra affiatata ed efficiente.

Inondazioni improvvise :
Quando un'alluvione improvvisa ha colpito la regione, l'ospedale è diventato un rifugio per molti sfollati. Il reparto di emergenza è stato sopraffatto, non solo da ferite legate all'alluvione, ma anche da pazienti con condizioni croniche il cui trattamento era stato interrotto dal disastro. Gli infermieri si sono adattati, trasformando le aree non mediche in zone di assistenza, distribuendo medicinali, vestiti e cibo e offrendo supporto emotivo a coloro che avevano perso tutto.

L'attacco cardiaco di un bambino :
Una mattina, una madre arrivò in preda al panico con il suo bambino di sei mesi in braccio, blu e non reattivo. Le infermiere hanno iniziato immediatamente la rianimazione cardiopolmonare. Mentre alcuni membri del team lavoravano disperatamente per stabilizzare il piccolo paziente, altri sostenevano la madre collassata. Grazie al loro rapido intervento, il bambino è stato rianimato e trasferito in terapia intensiva pediatrica. Quel giorno, ogni secondo contava.

Accoltellamento:
A metà pomeriggio, arrivò un uomo insanguinato, vittima di un accoltellamento durante una lite. Mentre gli infermieri lavoravano per stabilizzare le sue ferite, dovevano anche gestire la tensione palpabile, poiché l'aggressore, anch'egli ferito, era stato portato allo stesso pronto soccorso. Il personale ha dovuto mantenere la sicurezza, fornendo al contempo un'assistenza di qualità a tutti i pazienti.

Queste storie illustrano la varietà e l'intensità delle situazioni con cui gli infermieri di emergenza si possono confrontare. Ogni situazione richiede non solo competenze cliniche, ma anche la capacità di gestire lo stress, di lavorare come parte di un team e di mostrare compassione. Queste giornate indimenticabili costruiscono il carattere, ci ricordano l'importanza della professione e lasciano ricordi indelebili.

Piccole vittorie:
Momenti di gioia e gratitudine

Nel trambusto del reparto di emergenza, ogni giorno è un turbinio di emozioni. Tra i momenti più difficili, ci sono anche esplosioni di gioia, momenti di gratitudine che riscaldano il cuore e ci ricordano perché tanti infermieri scelgono questa professione nonostante le sue sfide. Queste piccole vittorie sono i raggi di sole che squarciano l'oscurità dei giorni più bui.

Il barlume di speranza di un bambino:
Un bambino di sette anni aveva avuto un incidente in bicicletta e aveva riportato fratture multiple. Ogni giorno, nonostante il dolore, cercava di sorridere e ridere con il team di assistenza. Il momento in cui, dopo settimane di riabilitazione, ha mosso i primi passi esitanti nel corridoio con l'aiuto delle infermiere, rimane impresso come un trionfo sui volti di tutti i presenti.

Riconoscimento silenzioso :
Un uomo anziano con un ictus aveva difficoltà a comunicare. Ogni interazione era una prova per lui. Un giorno, dopo che una delle infermiere si era presa il tempo di radersi e lavarlo, mise la mano sulla sua, stringendola delicatamente, con gli occhi che brillavano di una gratitudine che non poteva esprimere a parole.

Il ritorno di un paziente guarito:
Una giovane donna, ricoverata per una grave intossicazione da farmaci in un atto disperato, aveva trascorso giorni in terapia intensiva. Le infermiere si sono alternate al suo capezzale, sostenendola nei suoi momenti più vulnerabili. Mesi dopo, è tornata, raggiante, a ringraziare il team, dicendo loro che la loro compassione e il loro sostegno l'avevano aiutata a ritrovare la voglia di vivere.

Festa di compleanno a sorpresa :
Sapendo che una bambina ricoverata da molto tempo avrebbe trascorso il suo compleanno in ospedale, il team di emergenza si è riunito per organizzare una festa a sorpresa per lei. Vederla spegnere le candeline, circondata dalle infermiere che cantavano per lei, è stato un promemoria del fatto che la guarigione non si misura solo

in farmaci e trattamenti, ma anche in momenti di gioia condivisi.

Questi momenti di felicità e riconoscimento, sebbene a volte brevi, hanno un impatto duraturo. Ricordano agli infermieri la profonda umanità del loro lavoro, la bellezza dei legami che creano con i pazienti e il valore inestimabile delle piccole vittorie in mezzo al caos. In questi momenti, il pronto soccorso diventa un luogo non solo di guarigione fisica, ma anche di speranza e di connessione umana.

Capitolo 17

CONCLUSIONE: L'INFERMIERA, PILASTRO DI EMERGENZA

Qualità essenziali
Infermiera d'emergenza

Gli infermieri di emergenza devono affrontare quotidianamente situazioni impreviste e talvolta critiche, e si trovano al crocevia tra le esigenze immediate del paziente e i requisiti medici. Questa posizione richiede una combinazione unica di qualità tecniche, emotive e interpersonali. In questa professione così impegnativa, alcune qualità si distinguono per la loro importanza cruciale.

Adattabilità:
In un'emergenza, non ci sono due giorni uguali. Gli infermieri devono adattarsi costantemente alle situazioni che cambiano, sia che si tratti di nuovi ricoveri, di casi medici inaspettati o di crisi gravi. Questa capacità di evolversi e riposizionarsi rapidamente è essenziale per rispondere efficacemente alle esigenze dei pazienti.

Resilienza emotiva:
Di fronte alla sofferenza, all'angoscia e persino alla morte, gli infermieri di emergenza devono essere emotivamente robusti. Devono essere in grado di gestire le proprie emozioni, offrendo allo stesso tempo sostegno e compassione ai pazienti e alle loro famiglie.

Rapidità decisionale:
In un contesto in cui ogni secondo è importante, gli infermieri dell'emergenza devono essere in grado di prendere decisioni rapidamente, sulla base del loro giudizio clinico, della loro formazione ed esperienza.

Comunicazione:
È essenziale saper comunicare chiaramente con i medici, gli altri infermieri e soprattutto con i pazienti e le loro famiglie. Questa comunicazione deve essere precisa dal

punto di vista medico e rassicurante dal punto di vista umano.

Spirito di squadra:
Il reparto di emergenza è un ambiente in cui la collaborazione è essenziale. Gli infermieri di emergenza devono essere in grado di lavorare in armonia con un team multidisciplinare, condividendo informazioni e responsabilità per il benessere del paziente.

La capacità di imparare continuamente:
La medicina è in continua evoluzione. Per rimanere al passo con le ultime tecniche e raccomandazioni, gli infermieri devono essere desiderosi di imparare, pronti a formarsi e ad adattarsi a nuovi metodi e tecnologie.

Organizzazione:
Nel vortice delle emergenze, la capacità di stabilire le priorità, di gestire il tempo e di coordinare diversi compiti contemporaneamente è fondamentale.

Empatia:
Sebbene l'aspetto tecnico sia essenziale, la dimensione umana rimane al centro della professione. Capire e relazionarsi con i pazienti, sentire e rispondere alle loro esigenze emotive, è una qualità essenziale per un'infermiera di emergenza.

Integrità:
In un ambiente in cui la fiducia è vitale, gli infermieri devono dimostrare un'etica impeccabile, garantendo la sicurezza e il rispetto del paziente.

Pazienza:
Anche in caso di emergenza, ci saranno momenti di attesa, momenti in cui l'infermiera dovrà spiegare, rassicurare o

semplicemente essere presente. La pazienza è quindi una risorsa inestimabile.

Ognuna di queste qualità, coltivate e affinate nel tempo, rende l'infermiera di emergenza un professionista indispensabile, un pilastro su cui poggia l'assistenza rapida ed efficace dei pazienti in difficoltà.

Guardando al futuro:
Le emergenze di domani

Il mondo dell'assistenza sanitaria è in costante cambiamento, guidato dai progressi tecnologici, dalle scoperte scientifiche e dalle trasformazioni sociali. E i dipartimenti di emergenza, il punto di accesso cruciale al sistema sanitario, non fanno eccezione. Come potrebbe essere il pronto soccorso di domani? Diamo un'occhiata più da vicino.

L'integrazione della telemedicina:
Mentre la telemedicina sta guadagnando terreno in molti campi medici, è destinata a svolgere un ruolo crescente nei dipartimenti di emergenza. I consulti a distanza potrebbero consentire di valutare rapidamente la gravità di una situazione, indirizzare i pazienti al servizio giusto o alleviare la congestione della sala d'attesa.

Tecnologie all'avanguardia:
L'intelligenza artificiale e gli algoritmi potrebbero aiutare a dare priorità ai pazienti in base alla gravità delle loro condizioni. Gli strumenti di realtà virtuale potrebbero essere utilizzati per la formazione continua dei team o per simulare scenari di emergenza complessi. Anche la robotica potrebbe svolgere un ruolo, ad esempio nella distribuzione di farmaci o nell'assistenza a determinate procedure.

Un ambiente incentrato sul paziente:
La considerazione del benessere dei pazienti non si limiterà solo al loro stato di salute fisica. Spazi più confortevoli, una migliore comunicazione, strumenti interattivi per informare i pazienti e le loro famiglie e un approccio olistico alle cure sono tutti elementi che potrebbero diffondersi.

L'importanza dello sviluppo sostenibile:
Tenere conto dell'impatto ambientale dei servizi di emergenza sarà fondamentale. Ciò potrebbe significare ottimizzare le risorse, utilizzare materiali ecologici o installare sistemi di energia rinnovabile.

Team multidisciplinari rafforzati:
La collaborazione tra gli operatori sanitari sarà ulteriormente sviluppata, ad esempio integrando gli specialisti della salute mentale direttamente nei dipartimenti di emergenza, o rafforzando il legame tra i medici di base e i dipartimenti di emergenza.

Formazione continua adattata:
Di fronte a un mondo medico in continua evoluzione, la formazione degli infermieri e dei medici di emergenza sarà dinamica, utilizzando le ultime tecnologie e adattandosi rapidamente ai nuovi problemi di salute.

Dipartimenti di emergenza specializzati:
Oltre ai dipartimenti di emergenza pediatrica e cardiologica già esistenti, potremmo assistere alla nascita di dipartimenti di emergenza dedicati a patologie specifiche, che offrono un'assistenza ultra-specializzata.

Sistemi informativi ottimizzati:
Cartelle cliniche elettroniche interconnesse e sicure renderanno più facile la condivisione delle informazioni, ottimizzando il percorso di cura del paziente e garantendo una migliore continuità dell'assistenza.

Sebbene il futuro sia molto promettente, porterà anche la sua parte di sfide. I servizi di emergenza di domani dovranno essere all'altezza della sfida, combinando l'eccellenza medica con l'umanità, per soddisfare al meglio le esigenze dei pazienti in un mondo in costante cambiamento.